AF290696

Daniel Pötter

Ambulante und stationäre Wohnkonzepte für Menschen mit Demenz

Vor- und Nachteile

2016

Inhaltsverzeichnis

Danksagung

An erster Stelle möchte ich mich bei all denjenigen bedanken, die mich während des Studiums, als auch bei der Anfertigung dieser Bachelor-Arbeit unterstützt und motiviert haben.

Ganz besonders möchte ich mich bei Frau Dr. Prof. Doris Tacke bedanken. Durch Ihre moralische Unterstützung und kontinuierliche Motivation tragen Sie einen wesentlichen Anteil daran, dass ich das Studium so erfolgreich zu Ende gebracht habe. Darüber hinaus haben Sie mich dazu gebracht, über meine Grenzen hinaus zu denken. Vielen Dank für ihre Geduld und die neuen Perspektiven, die Sie mir ermöglicht haben.

Zudem möchte ich bei meinem Betreuer Dr. Hermann Steffen für seine ausgiebige Unterstützung danken. Durch stetig kritisches Hinterfragen und konstruktive Kritik verhalfen Sie mir zu einer durchdachten Fragestellung. Dank Ihrer herausragenden Expertise konnten Sie mich immer wieder in meiner Recherche und bei meinen Fragen unterstützen. Vielen Dank für die Zeit und Mühen, die Sie in meine Arbeit investiert haben.

Gleichermaßen gilt mein Dank dem evangelischen Perthes-Werk in Münster, ohne dessen finanzielle Unterstützung ich den Studiengang nicht hätte antreten können.

„Danke sagen" möchte ich darüber hinaus meiner Arbeitskollegin Nina, die mir oftmals mit Rat und Tat zur Seite stand.

Auch meine lieben Studienkolleginnen Inge und Ann-Kathrin möchte ich hier ausdrücklich erwähnen. Es war mir ein großes Vergnügen mit Euch dieses Studium zu absolvieren. Danke für die tolle und produktive Zusammenarbeit!

Dank gilt auch meinen beiden Freundinnen Katja und Christin. Gerade für die zahlreichen Stunden, die sie für das Korrekturlesen investiert haben. Ihr seid einfach die Besten!

Ebenso gebührt meinen Eltern großer Dank, die das Studium von Beginn an so tatkräftig unterstützt und immer an mich geglaubt haben!

Nicht zuletzt möchte ich meinem Lebenspartner Torsten danken. Du warst mir immer eine sehr große Stütze, insbesondere während der Abschlussphase. Ohne Dich, wäre ich nicht dort, wo ich jetzt stehe!

Zusammenfassung

Die vorliegende Bachelorarbeit mit dem Titel „Wohnkonzepte für dementiell erkrankte Menschen in der Altenhilfe" setzt sich mit den derzeit bekanntesten ambulanten und stationären Wohnkonzepten für dementiell erkrankte Menschen auseinander. Dabei werden die Vor- und Nachteile der jeweiligen Konzepte näher betrachtet, um herauszufinden, welches sich für die Versorgung von Menschen im fortgeschrittenen Stadium am besten eignet. Die Arbeit wird sich darüber hinaus der Frage widmen, welche Bedeutung der Pflege im Versorgungsgeschehen zukommt und welche pflegerischen Anforderungen bei der Versorgung von dementiell erkrankten Menschen erfüllt werden müssen.

Zur Datengewinnung erfolgt im Vorfeld eine systematische Literaturrecherche in den Datenbanken Medpilot und Cinahl, den Suchmaschinen Base und Google Scholar und im Bibliothekskatalog zur Recherche von Publikationen in Zeitschriften und Büchern.

Das Ergebnis zeigt, dass die Mehrheit der Demenzwohnkonzepte den pflegerischen Herausforderungen vollständig bzw. größtenteils nachkommt. Allerdings bleiben konkrete Handlungsstrategien aus. Als Ursache werden Pflegetheorien identifiziert, die nicht über die Metaebene hinausgehen.

Unter Berücksichtigung aller spezifischen Merkmale einer schweren Demenz, wird am Ende der Arbeit die Wohnform der Pflegeoase favorisiert. Studien konnten klar belegen, dass das Konzept dazu beiträgt, die Lebensqualität betroffener Menschen in diesem Krankheitsstadium maßgeblich zu steigern. Zum einen bieten Pflegeoasen einen geschützten und von der Anzahl der Bewohner her kleinen Rahmen, der nahezu frei von negativen Einflüssen oder Ausgrenzungen durch andere Bewohner ist. Auf diese Weise kann nicht nur eine kontinuierliche Beaufsichtigung, sondern auch eine würdevolle Versorgung in der letzten Phase der Erkrankung und des Lebens geboten werden.

Abstract

The present bachelor thesis with the title „Residential draughts for dementia ill people in the geriatric care" argues with the ambulant and stationary residential rough draft currently best known for dementiell ill people. Besides, the advantages and disadvantages of the respective draughts are looked closer to find out which is best suited for the care of people in the advanced stage of all. In addition, the work will devote itself to the question, which meaning of the care comes up in the care events and which nursing demands must be fulfilled with the care from dementia ill people.

To the data production a systematic literature search occurs in the approach in the data banks Medpilot and Cinahl, to the searching machines base and Google Scholar and in the library catalogue for the search of publications in magazines and books.

The result shows that the majority of the dementia residential draughts to the nursing challenges follows completely or mainly. Indeed, concrete action strategies are missing. As a cause the nursing theories which do not go out the meta level are identified.

Taking into account all specific signs of a heavy dementia, the residential form of the nursing oasis is favoured at the end of the work. Studies could prove clearly that the draught serves to increase the quality of life of affected people in this illness stage decisively. On the one hand nursing oases offer a protected and from the number of the inhabitants here to small frames which is nearly freely from negative influence or and the life exclusions by other inhabitants. In this manner not only a continuous supervision, but also a stately care can be offered in the last phase of the illness and the life.

Abkürzungsverzeichnis

bspw.	beispielsweise
bzgl.	bezüglich
bzw.	beziehungsweise
ca.	circa
etc.	et cetera
k. A.	keine Angaben möglich
o. ä.	oder ähnliches
o. J.	ohne Jahr
o. S.	ohne Seite
SWG	Spezialwohnbereich
u. a.	unter anderem
u. v. m.	und vieles mehr
WB	Wohnbereich
WG	Wohngemeinschaft
z. B.	zum Beispiel

Tabellenverzeichnis

Glossar

Adäquat

angemessen, entsprechend

Altenheim

„Altenheime" versorgen, betreuen und pflegen chronisch kranke und pflegebedürftige alte Menschen. Durch die aktivierende und fördernde Pflege sollen die Ressourcen der anvertrauten Menschen gezielt gestärkt und unterstützt werden. Allerdings stellt die Pflegebedürftigkeit kein Hauptkriterium für einen Einzug ins Altenheim dar.
Die Bewohnerinnen und Bewohner leben in kleinen Wohnungen oder Appartements.

Ambulant

Der Begriff „ambulant" stellt das Gegenteil von „stationär" dar. Hierbei handelt es sich konkret um eine nicht ortsgebundene Unterbringung oder Behandlung.

Defizit

„Defizit" drückt einen Mangel von etwas aus.

Immobil

unbeweglich, nicht mobil

Individuell

Alles, was auf ein Individuum, auf einzelne Personen oder Sachen, ihre speziellen Verhältnisse o.Ä. zugeschnitten ist.

Integration

Für das Wort „Integration" gibt es verschiedene Auslegungen. Zum einen wird von der „Wiederherstellung einer Einheit" gesprochen. Auf der anderen Seite von der „Einbeziehung" bzw. „Eingliederung in ein größeres Ganzes". In der Soziologie wird die Integration jedoch als eine Verbindung von Menschen beschrieben, die in ihrer Verschiedenheit eine gesellschaftliche und kulturelle Einheit bilden. Im Gesundheitswesen ist eine konkrete, gemeinsame Betreuung von psychisch gesunden und psychisch kranken Menschen in einer Gruppe gemeint.

Intimsphäre

Unter „Intimsphäre" wird der ganz persönliche Lebensbereich eines Menschen verstanden.

Kognitiv

Wahrnehmen, Denken, Erkennen betreffend

Konventionell

Das Wort „konventionell" ist mit dem Wort „herkömmlich" gleichzusetzen.

Lebensqualität

Durch bestimmte Annehmlichkeiten charakterisierte Qualität des Lebens, die zu individuellem Wohlbefinden führt (bspw. saubere Umwelt, humane Arbeitsbedingungen, großzügiges Freizeitangebot).

Metaebene

übergeordnete Stufe, Ebene; Ebene (3), die dahintersteht, die der eigentliche Ausgangspunkt bei etwas ist

Milieu

Der Begriff „Milieu" stammt aus dem Französischen und bedeutet so viel wie „Mitte" oder „Umgebung". Milieu beschreibt die räumliche und sachliche Umgebung eines Menschen.

Multifaktoriell

Etwas das von mehreren Aspekten abhängig ist.

Pflegeheim

„Pflegeheime" werden als Einrichtungen für pflegebedürftige Menschen bezeichnet, die Hilfe im Bereich der Pflege und Betreuung von professionellen Pflegekräften benötigen. Alte, als auch Menschen mit chronischen, zum Teil schweren Erkrankungen, sind die Hauptzielgruppe dieser Einrichtungen. Die Pflege und Betreuung wird über 24 Stunden sichergestellt.

Pflegen

„Pflegen" bedeutet, sich um kranke und gebrechliche Menschen zu kümmern. Ziel ist es, den gesundheitlichen Zustand zu verbessern oder zu erhalten.

Prävalenz

(Medizin) Rate der zu einem bestimmten Zeitpunkt oder in einem bestimmten Zeitabschnitt an einer bestimmten Krankheit Erkrankten (im Vergleich zur Zahl der Untersuchten).

Prävention

Vorbeugung, Verhütung (z.B. in Bezug auf eine Krankheit)

Primär

an erster Stelle; vorrangig

Segregation

Die wörtliche Übersetzung lautet „Trennung". Als Synonym wird zudem
das Wort „entfernen" und „Absonderung" benannt. Die Segregation soll
eine soziale und räumliche Trennung herbeiführen, um sich von `fremden´
Gruppen zu distanzieren. Hierzu zählt auch die Versorgung von Bewohnern mit einem einheitlichen Krankheitsbild, wie z. B. bei dementiell erkrankten Menschen, die in ihrer eigenen Erlebniswelt leben.

Sekundär

an zweiter Stelle; nachträglich

Stationär

Als „stationär" wird die behandlungsgebundene Aufnahme in einer Einrichtung, wie zum Beispiel in einem Krankenhaus, bezeichnet.

Wohlbefinden

Das „Wohlbefinden" zielt auf ein gutes körperliches, seelisches Befinden
ab.

Würde

Ursprünglich stammt der Begriff „Würde" vom mittelhochdeutschen Wort
„wirde" ab. Würde wird u.a. als „…Achtung gebietender Wert, der einem
Menschen innewohnt, und die ihm deswegen zukommende Bedeutung" beschrieben. Des Weiteren wird Würde als „…Bewusstsein des eigenen Wer-
tes…" oder eine „… hohe Achtung gebietende Erhabenheit einer Sache,
besonders einer Institution" bezeichnet. Würde kann aber auch mit einem
Titel, mit bestimmten Ehren oder Ämtern in Verbindung gebracht werden.
Der Begriff der „Würde" findet auch im Bereich der Theologie und den
Naturwissenschaften unterschiedliche Anwendungsbereiche. Theologen
verwenden ihn z.B. in Zusammenhang mit den Menschenrechten von un-
geborenen Kindern. Naturwissenschaftler sehen hingegen eher den Nutzen
für erkrankte Menschen, die die Embryonenforschung mit sich bringt. An
diesem Beispiel kann man gut erkennen, dass der Begriff der „Würde" ger-
ne von unterschiedlichen Interessensgruppen als Druckmittel oder als Waf-
fe verwandt wird. Das Problem dürfte darin bestehen, dass das Wort „Würde" nicht einheitlich definiert ist. Wenn man also von der Verletzung der
Menschenwürde spricht, muss diese auch immer individuell beantwortet
werden.

1. Einleitung, Problemdarstellung & Aufbau

Das Phänomen der Demenzerkrankung führte lange Zeit ein Schattendasein in der Öffentlichkeit. Erst in den letzten 25 Jahren rückte das Thema immer mehr in den Fokus der Gesellschaft. Bedingt durch die steigende Lebenserwartung der Menschen, steigt gleichzeitig das Risiko, an einer Demenz zu erkranken (Schaade & Kubny-Lüke, 2005, S. 11).

Dementielle Erkrankungen stellen sowohl für den betroffenen Menschen, als auch für sein Umfeld eine große Herausforderung dar. Durch den fortschreitenden Abbauprozess, den Verlust geistiger und motorischer Fähigkeiten, verliert der Mensch zusehends die Kontrolle über sich und seine Umwelt.

Leben diese alten Menschen zu Beginn der Erkrankung noch alleine in ihrer gewohnten Umgebung oder bei Angehörigen, wird die Pflege und Betreuung auf absehbare Zeit immer aufwendiger, sodass ein Umzug ins Alten- und Pflegeheim als letzter Ausweg erscheint. Als Hauptursache benennen Grande, Sonntag, Große & Koch (2013, o. S.) die hohe Belastungssituation pflegender Angehöriger, die mit physischen und psychischen Beeinträchtigungen des Demenzerkrankten einhergehen kann.

In den kommenden Jahren wird die Anzahl dementieller Erkrankungen weiter stark zunehmen. Liegt der geschätzte Anteil betroffener Menschen derzeit bei ca. 1,5 Mio. Menschen, so geht das Bundesamt für Familie, Senioren, Frauen und Jugend (2015, o. S.) unter Vorbehalt davon aus, dass sich diese Zahlen bis zum Jahr 2050 mehr als verdoppeln werden. Aufgrund dieser Problematik und den allgemeinen demographischen Veränderungen (geringe Geburtenrate, steigende Lebenserwartung) wird die Nachfrage von professionellen Pflegeeinrichtungen weiterhin steigen. Das belegen bereits jetzt die Zahlen des Statistischen Bundesamtes. Hier zeichnet sich deutlich eine Tendenz zur professionellen Pflege im stationären Bereich ab (Pfaff, 2008, o. S.). Vergleicht man die Zahlen aus dem Jahr 1999 mit denen aus dem Jahr 2008, wird deutlich, dass allein die Zahl der stationären Heimaufnahmen um rund 18 Prozent (+ 103 000) gestiegen ist. Boucsein & Bouscien (2008, S. 18) schätzen den Anteil dementiell erkrankter Menschen in diesem Bereich auf über 70 Prozent.

Die Versorgungslandschaft in Deutschland hat sich in den letzten Jahren stark verändert. Neben konventionellen Pflegeeinrichtungen, haben sich neue Wohnkonzepte für dementiell erkrankte Menschen im ambulanten, teil- und vollstationären Bereich etabliert. Die Deutsche Alzheimer Gesellschaft (2014, S. 19) führt an dieser Stelle sogenannte segregative Wohnkonzepte, Wohngemeinschaften und Pflegeoasen auf.

Die Versorgung dementiell erkrankter Menschen stellt für diese Einrichtungen eine besondere Herausforderung dar. Schließlich soll die Pflege und Betreuung nicht nur unter dem Aspekt des „satt und sauber" Prinzips praktiziert werden, sondern unter würdevollen Bedingungen.

Die vorliegende Arbeit wird sich daher mit folgenden **Fragen** beschäftigen:

- Welche ambulanten & stationären Wohnkonzepte eignen sich für die Versorgung von Menschen mit einer fortgeschrittenen Demenz?

- Welche Implikationen oder Konsequenzen hat das für die Pflege im Demenzbereich?

- Werden die pflegerischen Anforderungen in den Demenzwohnkonzepten erfüllt?

Das **Ziel** dieser Arbeit besteht darin, herauszufinden

- welche aktuellen Demenzwohnkonzepte sich für die Versorgung und Betreuung von schwerstdementen Menschen am besten eignen.

- welche Vor- und Nachteile jedes Konzept in sich birgt.

Die vorliegende Literaturarbeit ist in 9 Kapitel aufgegliedert. Kapitel 2 beschreibt eingangs das methodische Vorgehen. Die Begriffsbestimmung von „Altenhilfe", „Demenz" und „Wohnkonzept" erfolgt in Kapitel 3. Kapitel 4 stellt das Krankheitsbild und die verschiedenen Stadien der Demenz vor. Kapitel 5 befasst sich mit den pflegerischen Herausforderungen von dementiell erkrankten Menschen. Eine Erläuterung zur Milieutherapie erfolgt in Kapitel 6. Kapitel 7 befasst sich im Folgenden mit den Wohnkonzepten für dementiell erkrankte Menschen. Eine Diskussion erfolgt in Kapitel 8. Kapitel 9 bildet den Abschluss mit Fazit und Ausblick.

2. Methodisches Vorgehen

Es erfolgt eine systematische Literaturrecherche in den Datenbanken Medpilot und Cinahl, den Suchmaschinen Base und Google Scholar und im Bibliothekskatalog zur Recherche von Publikationen in Zeitschriften und Büchern. Die Suchbegriffe „Altenheim", „Pflegeheim", „stationär", „Segregation", „Integration", „Wohngemeinschaften", „Pflegeoasen", „Demenzdorf", „Alzheimer", „Demenz", „Pflege", „Pflegetheorie", „Pflegekonzept", „Herausforderung", „Anforderungen", „Wohnkonzept", „Wohnformen", „Betreuungskonzept", „Milieugestaltung", „Umfeld", „Umgebung", „Studie", „Evaluation" werden entsprechend der verwendeten Datenbanken mit oder ohne Trunkierung unter Anwendung der Boole´schen Operatoren in deutscher oder englischer Sprache eingegeben.

Im Fokus stehen hierbei Publikationen aus dem Jahre 1997-2015, die sich ausschließlich mit dementiell erkrankten Menschen ab dem 65. Lebensjahr beschäftigen. Speziell sind hier Menschen gemeint, die eine schwere Demenzform aufweisen. Ausgeschlossen werden demzufolge Menschen, die sich in der Vorstufe oder im leichten bzw. mittleren Demenzstadium befinden.

Die vorliegende Arbeit bezieht drei Evaluationsstudien mit ein, die sich explizit mit Wohnkonzepten für dementiell erkrankte Menschen auseinandersetzen (s. Tabelle 1).

Tabelle 1:
Allgemeine Charakteristika und Beurteilung der Studien

Autor/ Jahr/ Land	Inhalt & Studienziel	Stichprobe	Datenerhebung/ Instrumente	Auswertung & Studienart	Ergebnisse
Weyer- er, S., Schäu- fele, M. & Hendlm eier, I. 2005 Deutsch land	**Fragen**: Bei der **Querschnitt- studie** standen die Unter- schiede in der Lebensqualität der Bewohner und Bewohne- rinnen im Vordergrund. Es sollte untersucht werden, ob die Besondere Demenzkran- kenversorgung in Hamburg bestimmte Aspekte der Le- bensqualität eher fördern kann als die traditionelle stationäre Pflege. Bei der **Längsschnittstudie** sollten hingegen vorrangig Verlaufsunterschiede in Be- zug auf die morbiditätsbezo- genen Merkmale fokussiert werden. Mit diesen Analysen wurde ermittelt, inwieweit die Betreuungsform Einfluss auf den Verlauf der morbiditäts- und lebensqualitätsbezogenen Ergebnisvariablen nimmt. **Ziel:** Umfassende Charakteri- sierung der Situation De- menzkranker, die zu einem	366 Bewohner (Segregations- bzw. Domusprin- zip) 288 Bewohner (Integrationsprin- zip)	empirisch; empi- risch-qualitativ experimentelles Design (Selbstbeurteilung der Demenzer- krankten - De- mentia QOL; Sys- tematische Ver- haltensbeobach- tung der Demenz- erkrankten; Be- fragung von An- gehörigen- Proxy Responses)	k. A.	Im Ergebnis erweist sich das Ham- burger Modell in vielen Indikatoren der traditionellen Versorgung über- legen. Die Demenzkranken in der Besonderen Betreuung: • waren um ein Vielfaches häufiger in positive und kompetenzfördernde Aktivi- täten in und außerhalb der Einrichtung eingebunden; • zeigten mehr positive Ge- fühle wie Freude und/oder Interesse; • waren weit weniger von freiheitseinschränkenden Maßnahmen betroffen; • wurden wesentlich häufiger gerontopsychiatrisch betreut; • zeigten eine längere Erhal- tung ihrer Mobilität. Zudem waren Angehörige und frei- willige Helfer stärker in die Pflege und Betreuung einge- bunden. Im Vergleich der beiden Umset- zungsformen (Domus versus In- tegration) gab es keinen eindeuti-

definierten Stichtag in den Hamburger Modellprojekteinrichtungen lebten (Modellgruppe) im Quer- und Längsschnitt hinsichtlich : • der soziodemographischen Merkmale; • des klinischen Zustandsbildes: Einschränkung der Alltagsaktivitäten, • nicht-kognitiver Krankheitssymptome und Verhaltensauffälligkeiten; • der Erfüllung der Hamburger Kriterien (fortgeschrittene Demenzerkrankung, Ausmaß der Verhaltensauffälligkeiten, Mobilität, Pflegestufe); • der sozialen Kontakte; • der medizinischen und psychosozialen Behandlungs- und Versorgungssituation und weiterer Indikatoren der Lebensqualität.		gen Unterschied. Günstige Auswirkungen können zudem für Beschäftigte wie für Angehörige belegt werden: Die Arbeitssituation des Pflegepersonals verbessert sich erheblich: die Belastung der Beschäftigten nimmt ab, die Zufriedenheit zu. Depressive Störungen treten seltener auf. Die Studie, deren Zusammenfassung im Forschungsnetz des Bundesministeriums für Familie, Senioren, Frauen und Jugend zur Verfügung steht, belegt, dass es sich für alle Beteiligten lohnt, wenn Einrichtungen Lebensräume für Bewohnerinnen und Bewohner mit Demenz schaffen. In Anbetracht der wachsenden Zahl hochaltriger Menschen mit Demenzrisiko müssen bestehende Versorgungsangebote weiterentwickelt werden. Einrichtungen benötigen Empfehlungen für die praktische Umsetzung der Erkenntnisse.

Differenziert wurden De-menzkranke, die entsprechend dem Integrations-Prinzip versorgt werden, von denjenigen, die nach dem Domus-Prinzip betreut werden. Umfassende Charakterisierung der Situation Demenzkranker, die integrativ in traditionellen stationären Pflegeeinrichtungen betreut werden, d.h. gemeinsam mit nicht demenzkranken Personen, ohne spezifische Angebote und Maßnahmen (Vergleichsgruppe), im Quer- und Längsschnitt hinsichtlich derselben Kriterien. Umfassende Charakterisierung der Situation neu eingezogener Demenzkranker in der besonderen Dementenbetreuung und in der traditionellen Pflege im Quer- und Längsschnitt. Beschreibung der baulichen und organisatorischen Merk-			

	male aller untersuchten Einrichtungen in der besonderen Dementenbetreuung in Hamburg und den traditionellen Pflegeeinrichtungen. Erfassung der Arbeitsbedingungen und Arbeitsbelastungen des Pflegepersonals in den Hamburger Modelleinrichtungen und den Referenzeinrichtungen. Vergleichende Untersuchungen zwischen Bewohnern und Bewohnerinnen der Modell- und Referenzeinrichtungen im Querschnitt und im Längsschnitt.			
Fischer, T. & Wolf-Ostermann, K. 2008 Deutschland	**Fragen:** Wie entwickelt sich der körperliche und psychosoziale Gesundheitszustand nach Einzug in eine WG / einen WB? Welche Bewohnerstruktur weisen ambulant betreute WG für ältere Menschen mit Demenz auf?	**Querschnittstudie:** 572 Bewohner aus ambulant betreute Wohngemeinschaften, sowie 391 Bewohner aus spezialisierten Wohnbereichen für	**Querschnittstudie:** schriftlich, standardisierte Befragung **Längsschnittstudie:** international validierte Assessmen-	**Querschnittstudie:** descriptive, explorative & induktive statistische Verfahren **Längsschnittstudie:**	Insgesamt weisen die Ergebnisse auf die erhebliche Bedeutung ambulant betreuten WG in der Versorgungslandschaft für dementiell erkrankte Menschen hin. Eine stärkere Verzahnung von WG in das allgemeine Gesundheitsnetzwerk erscheint notwendig. Die Längsschnittergebnisse zeigen, dass sich die Bewohnerschaften der

		Demenzerkrankte **Längsschnitt-studie:** 56 Personen	tinstrumente	descriptive, explorative & induktive statistische Verfahren	Versorgungsformen WG und SWB im Hinblick auf ihre psychopathologische Entwicklung und Alltagsfähigkeiten unterscheiden.
	Welche Angebotsstruktur liegt in ambulant betreuten WG für ältere Menschen mit Demenz vor? Welche Unterschiede gibt es zwischen segregativen und integrativen WG sowie WB? **Ziel**: Ziel des Forschungsvorhabens war es, diese Forschungsfragen anhand der in der Studie fundiert erhobenen empirischen Daten valide beantworten zu können und so zur Evaluation des Nutzens von WG für Menschen mit Demenz beizutragen.				
Branden-den-burg, H., Adam-Paf-frath, R. & Güther H.	**Fragen:** Wie schätzen Pflegende und Angehörige die Lebensqualität von Bewohner/innen einer Pflegeoase ein? Wie bewerten Pflegende und Angehörige die Pflegeoase als Wohn- und Pflegekonzept? **Ziel**: Die Erhebung implizier-	8 Pflegende 15 Angehörige	Gruppendiskussion	Grounded Theory	Im Ergebnis wurde festgestellt, dass Lebensqualität in Pflegeoasen vorwiegend am psychophysischen Wohlbefinden festgemacht wurde. Die Einschätzungen von Pflegenden und Angehörigen waren überwiegend positiv und wurden im Rahmen von Festingers sozialpsychologischer 'Theorie der kognitiven Dissonanz' eingeordnet. Dabei

| 2014
Deutsch
land | ter Vorstellungen über Le-
bensqualität und die Einstel-
lung zur Pflegeoase sowie
Unterschiede zwischen beiden
Befragungsgruppen | | | | wurde erkennbar, dass Vergleichs-
prozesse im Hinblick auf die Situa-
tion vor und nach Einführung einer
Pflegeoase für die Gesamteinschät-
zung bedeutsam waren.
Insgesamt haben wir es mit einer
Konstruktion von «Pflegewelten»
in Institutionen der Langzeitpflege
zu tun. |

3. Definition

In diesem Kapitel werden die Fachbegriffe „Altenhilfe", „Demenz" und „Wohnkonzept" näher dargestellt bzw. beschrieben.

3.1 Altenhilfe

Unter „Altenhilfe" versteht der Duden (2015, o. S.) die Unterstützung und Betreuung hilfsbedürftiger alter Menschen durch öffentlich finanzierte Mittel. Das Ziel besteht darin, den im Alter auftretenden Schwierigkeiten vorbeugend gegenüberzutreten. Liegen jedoch bereits Beeinträchtigungen zu Grunde, gilt es, diese zu überwinden oder abzumildern, so dass die betroffenen Menschen weiterhin am gesellschaftlichen Leben teilhaben können (Gabler Wirtschaftslexikon, o. J., o. S.).

3.2 Demenz

Die wörtliche Übersetzung für das Wort „Demenz" lautet „weg vom Geist" oder „ohne Verstand" sein (Bundesministerium für Gesundheit, 2014). Der Verlust geistiger Funktionen, wie z. B. das Denken und Erinnern, sind prägnante Merkmale dieser Krankheit.

3.3 Wohnkonzept

Derzeit existiert keine einheitliche Definition für das Wort „Wohnkonzept". Im Kern handelt es sich um einen skizzenhaften bzw. klar umrissenen Entwurf des Wohnens. Wohnkonzepte zielen darauf ab, die Qualität des Lebens zu steigern.

4. Demenz

Die Demenz stellt bislang eine unheilbare Krankheit dar. An dieser Tatsache wird sich nach Einschätzung von Wessels (2003; zitiert nach Lind, 2003, S. 17) auch in Zukunft nichts ändern. Verantwortlich dafür ist eine Vielzahl von Ursachen, die im weiteren Verlauf der Arbeit verdeutlicht werden sollen.

4.1 Krankheitsbild

Die Demenz lässt sich in eine primäre und sekundäre Form unterteilen.

Bei der primären Demenz sterben Nervenzellen im Gehirn unwiederbringlich ab. Zu ihr zählen die senile Alzheimer, die vaskuläre, die Lewy-Körperchen und die Frontotemporale-Demenz, aber auch die seltene Form der Creutzfeldt-Jakob Krankheit (Deutsche Alzheimer Gesellschaft e. V., o. J., o. S.).

Die **Alzheimer-Demenz** ist die Form, die am häufigsten (ca. 60 Prozent) bei den Betroffenen auftritt (Stechl, Steinhagen-Thiessen & Knüvener, 2009, S. 23). Stoppe (2007, S. 13) spricht davon, dass … die Prävalenz … von 1 Prozent bei den 60- bis 64 jährigen auf 35 bei den über 90- Jährigen … steigt. Die Ursachen sind noch nicht eindeutig geklärt (Alzheimer Forschung Initiative e. V., 2014, o. S.), allerdings verdichten sich die Hinweise darauf, dass es sich bei einer Alzheimer-Demenz um eine Erkrankung handelt, die multifaktoriell bedingt ist. Unter anderem spielen ein hohes Lebensalter, äußere Umwelteinflüsse (Stechl, et al., 2009, S. 23) oder ein genetischer Defekt eine Rolle (Sonntag, 2014, S. 7). Ebenso können Entzündungen in den Hirnregionen oder Veränderungen im Bereich der Nervenzellen vorliegen (Stechl et al., 2009, S.23). Hier nennt die Apotheken Umschau (2013, o. S.) beispielsweise faserförmige Ablagerungen und Eiweiß-Ablagerungen.

Vaskuläre Demenzen stellen die zweitgrößte Gruppe dar, deren Prävalenzrate zwischen 15 und 20 Prozent liegt (Weyerer, 2005, o. S.). Diese kennzeichnen sich dadurch aus, dass die Durchblutung in den Hirnarealen gestört ist und ein Absterben der Nervenzellen bewirkt. U.a. sind Verdickungen feinster Blutgefäße verantwortlich, die die Sauerstoffzufuhr tiefliegender Hirnbereiche regeln. Dadurch können kleine Infarkte ausgelöst werden, die die Schädigung der Nervenfasern bewirken. Kennzeichen dieser Erkrankung sind Stimmungsschwankungen, Denkschwierigkeiten und ein verlangsamter Antrieb. Multiinfarkt-

Demenzen sind eher eine seltene Form der vaskulären Demenz. Hier treten mehrere kleine Schlaganfälle auf. Die Symptome sind denen der Alzheimererkrankung sehr ähnlich. Zusätzlich können körperliche Symptome, wie Taubheitsgefühle und Lähmungserscheinungen auftreten. Bluthochdruck, Herzerkrankungen, Diabetes mellitus, ein hoher Cholesterinspiegel, Übergewicht, Bewegungsmangel und Rauchen sind die häufigsten Ursachen dieser Erkrankung. Bei einer rechtzeitigen Behandlung ist das Risiko, an einer vaskulären Demenz zu erkranken, minimiert (Kurz, o. J.b, o. S.).

Die **Lewy-Körperchen-Demenz** lässt sich nur schwer von der Alzheimer-Demenz unterscheiden. Wichtige Merkmale sind Schwankungen der kognitiven Leistungsfähigkeit, Aufmerksamkeitsdefizite, Halluzinationen und das Auftreten von leichten Parkinsonsymptomen (zittern, Steifigkeit der Bewegungen). Des Weiteren neigen die betroffenen Menschen häufiger zu Stürzen (Stechl et. al., 2009, S. 23). Der Oberbegriff umschließt verschiedene Demenzformen. Auslöser können kleine Infarkte in den Hirnregionen oder aber auch Folgen eines Schlaganfalls sein (Stoppe, 2007, S. 13), die aufgrund von Durchblutungsstörungen bedingt sind (Kurz, o. J.a, o. S.). Schätzungen zufolge liegt die Prävalenzrate ab dem 65. Lebensjahr zwischen 1,7 und 30,5 Prozent (aezteblatt.de, 2010, o. S.).

Frontotemporale Demenzen können zwischen dem 20. und 85. Lebensjahr auftreten (Saxl, 2013, S. 1-2). Die Prävalenzrate liegt hier zwischen 10 und 20 Prozent, so dass sie die dritthäufigste Ursache darstellen (Hohmann, 2005, o. S.). Frontotemporal bedeutet, dass ein Abbauprozess von Gehirnzellen im Stirn- und Schläfenbereich stattfindet, welcher für Emotionen und Sozialverhalten zuständig ist. In der ersten Phase treten Aggressionen, Taktlosigkeit und ein unkontrolliertes Essen auf. Darüber hinaus wirken die betroffenen Personen zunehmend teilnahmsloser. Der weitere Verlauf ist durch Wortfindungs- und Sprachverständnisstörungen bis hin zum völligen Verstummen gekennzeichnet. Im fortschreitenden Prozess wird die Gedächtnisleistung zunehmend beeinträchtigt. Die Heilung dieser Erkrankung ist nicht möglich, wohl aber eine Linderung der Symptome durch eine gezielte medikamentöse Therapie (Saxl, 2013, S. 1-2).

Creutzfeldt-Jacob Erkrankungen treten bei einem Bewohner von 1 Mio. Einwohnern pro Jahr auf (Beuche, Kastenbauer, Pfister, Rabenau, Schielke, Weber,

Wetzel & Winkler, 2013, S. 424). Diese können entweder erblich bedingt auftreten oder durch eine Virusinfektion erworben werden. Übertragen werden sie über infektiöse Körper- und Gewebeflüssigkeiten. In den meisten Fällen versterben diese Menschen innerhalb eines Jahres (Pantel, o. J.a, o. S.).

Bei den eher selteneren sekundären Demenzen liegen grundsätzlich andere Grunderkrankungen vor. U.a. können Depressionen, Medikamentenmissbräuche mit einhergehenden Vergiftungsanzeichen oder eine Vitaminunterversorgung die Ursache sein. Aber auch ein Hydrozephalus oder ein Hirntumor können für eine sekundäre Demenz verantwortlich sein (Deutsche Alzheimer Gesellschaft e. V., o. J., o. S.). Ihr Anteil liegt laut Lind (2003, S. 33) bei etwa 10-20 Prozent. Zu den sekundären Demenzformen zählt u.a. das Korsakow-Syndrom, als auch die Demenz bei Morbus Parkinson (Falk, 2009, S.48), die im weiteren Verlauf der Arbeit näher erläutert werden sollen.

Das **Korsakow-Syndrom** ist häufig eine Folge jahrelangen Alkoholmissbrauchs. Aber auch schwere Kopfverletzungen oder Infektionen können diese Form der Demenz hervorrufen. Anzeichen hierfür ist das Auftreten einer ausgeprägten Merkfähigkeitsstörung. Diese kompensieren die Erkrankten durch das nicht bewusste Erfinden von Geschichten. Auch im Bereich der Emotionalität sind Veränderungen zu beobachten. Für Außenstehende können sie schnell als distanzlos und übertrieben heiter erscheinen. Durch den Verzicht auf alkoholhaltige Getränke und die Gabe von ausgewählten Vitaminen kann sich der Allgemeinzustand leicht bessern (Pantel, o. J.b, o. S.).

Die **Demenz bei Morbus Parkinson** hemmt die Betroffenen in ihren Bewegungsabläufen. Diese können nur verlangsamt oder gar nicht mehr ausgeführt werden. Ebenso ist die Feinmotorik gestört. Starre, ausdrucklose Mimik und das Auftreten eines Tremors sind weitere Folgen dieser Erkrankung.

Morbus Parkinson wird durch das Absterben von Hirnregionen verursacht, die für die Dopaminbildung zuständig sind. Aber auch Durchblutungsstörungen, Schlaganfälle und Nebenwirkungen von Medikamenten können Auslöser sein.

Zu Beginn der Erkrankung sind die Betroffenen noch geistig klar bei Verstand. Im späteren Stadium hingegen kann eine Demenz hinzukommen (Pantel, o. J.c, o. S.).

Derzeit sind die aufgeführten Demenzformen nicht heilbar. Auch in absehbarer Zeit wird sich an dieser Tatsache wohl nichts ändern, so Wessel (2003; zitiert nach Lind, 2003, S. 17).

4.2 Stadien der Demenz

Die betroffenen Menschen durchlaufen während ihrer Erkrankung mehrere Stadien

(Gesundheit.gv.at, 2014, o. S.). Der Entwicklungsprozess fällt dabei unterschiedlich aus (Stechl et al., 2009). Allerdings erfordert der kognitive Abbauprozess bei allen Demenzerkrankten eine zunehmende Unterstützung im Alltag bzw. in der Pflege (Gesundheit. gv.at, 2014, o. S.).

Im weiteren Verlauf der Arbeit sollen die verschiedenen Stadien der Demenz, einschließlich deren Auswirkungen, näher betrachtet und erläutert werden.

Vorstadium

Zu Beginn der Erkrankung zeigen sich lediglich Nuancen einer Hirnleistungsstörung. Gerade bei hochgradig intellektuellen Aufgaben werden erste Defizite deutlich. Die betroffenen Menschen meiden entsprechende Herausforderungen und entwickeln Hilfsstrategien, wie beispielsweise das Verwenden von Notizzetteln.

Eine genaue Diagnosestellung gestaltet sich in diesem Stadium als sehr schwierig. Hierfür sind die identischen Anzeichen der Depression-, Parkinson- und Schilddrüsenerkrankung verantwortlich (Flatz, Öhlinger & Schneider, 2004, S. 18).

Leichtes Stadium

Das Lernen und Abrufen von Erinnerungen fällt im leichten Stadium zunehmend schwerer. Gerade neue Informationen können nicht mehr aufgenommen und adäquat verarbeitet werden. Der Wortschatz wird insgesamt reduzierter, der Satzbau stockend und die Wortwahl unpräziser.

Ebenso treten räumliche und zeitliche Orientierungsdefizite auf, insbesondere das Verwechseln der Daten und Uhrzeiten (Flatz et al., 2004, S. 19). Zudem benennen Flatz et al. (2004, S. 19) räumliche Orientierungsschwierigkeiten. Menschen können sich urplötzlich nicht mehr in der gewohnten, stets gut bekannten Umgebung zurechtfinden. Dennoch leben sie fern ab von jeglichen Abhängigkeiten. Das Urteilsvermögen ist nach wie vor intakt und auch Hygienemaßnahmen können selbständig durchgeführt werden (Füsgen, 2001, S. 98).

Allerdings zeigen Flatz et al. (2004, S. 19) psychische und emotionale Veränderungen, wie beispielsweise depressive Verstimmungen, Gereiztheit, Aggressionen und Zorn auf.

Mittleres Stadium

Komplexe Hirnleistungen, wie das Erkennen von bekannten Personen, das Zuordnen von Namen etc. fällt zunehmend schwerer. Alltägliche Verrichtungen im Haushalt können nicht mehr eigenständig realisiert werden. Auch die Durchführung der eigenen Körperpflege oder die Nahrungsaufnahme stellen für die betroffenen Menschen eine zunehmende Herausforderung dar, so dass sie in letzter Konsequenz auf fremde Hilfe angewiesen sind.

Der fortschreitend kognitive Verfall führt zu einer Vermischung von Gegenwärtigem und Vergangenem. Zudem finden sich die Menschen nicht nur in der eigenen Wohnung immer schlechter zurecht, sondern auch außerhalb der eigenen vier Wände, so dass sie sich immer häufiger verlaufen. Erschwerend kommen Halluzinationen und emotionale Ausbrüche hinzu, wie u. a. verbale und körperliche Aggressionen, sowie ausgeprägte Stimmungslagen. Vereinzelt sind Unruhezustände möglich, so dass die Erkrankten ohne Rast und Ziel umherirren. Währenddessen sammeln und sortieren sie Gegenstände (Flatz et al., 2004, S. 19-20).

In diesem Stadium benötigen demenzerkrankte Menschen eine zunehmende Beaufsichtigung (Füsgen, 2001, S. 98). Jedoch gestaltet sich auch die Pflege im privaten Umfeld immer schwieriger. Nicht selten bricht die häusliche Pflege unter der Last zusammen, so dass in letzter Konsequenz die demenzerkrankten Menschen in ein Alten- oder Pflegeheim umsiedeln müssen, so Flatz et al. (2004, S. 19-20). Held (2013, S. 39) wiederspricht dem. Seiner Meinung nach ist eine stationäre Heimaufnahme erst im letzten Stadium erforderlich.

Schweres Stadium

In dieser Phase nehmen Verhaltensstörungen, wie das Beschädigen von Gegenständen oder sexuelle Annäherungen, zu. Auch Selbstverletzungen sind keine Seltenheit (Kuratorium Deutsche Altershilfe, 2001; zitiert nach Schaade & Kubny-Lüke, 2005, S.26), so dass eine kontinuierliche Beaufsichtigung unerlässlich wird (Füsgen, 2001, S. 98).

Das Abrufen von Erinnerungen ist kaum noch möglich und die Sprache auf ein Minimum reduziert (Flatz et al., 2004, S. 20). Füsgen (2001, S. 98) geht sogar so weit, dass die betroffenen Menschen in dieser Phase gar nicht mehr sprechen können. Die Mimik erscheint dabei verzerrt bzw. starr, der Bewegungsablauf stark beeinträchtigt. So können z.B. keine gezielten und dosierten Bewegungen vollzogen werden. Manche Menschen scheinen gar das Stehen und/oder das Gehen vergessen zu haben (Kuratorium Deutsche Altershilfe, 2001; zitiert nach Schaade & Kubny-Lüke, 2005, S. 26). Vereinzelt entwickeln die Betroffenen stereotype Bewegungsabläufe oder ein lautes Rufen. Zudem kann es zu Schluckbeschwerden kommen, die die Nahrungs- und Flüssigkeitszufuhr massiv beeinträchtigen. Das Legen einer Magensonde kann in diesem Fall eine Lösung darstellen. Emotionale Reize von außen können hingegen nach wie vor wahrgenommen werden. Der fortschreitende Kontrollverlust der Blasen- und Darmfunktion führt zu einem erhöhten Infektionsrisiko. Für die Erkrankten kann das eine lebensbedrohliche Gefahr darstellen, wie beispielsweise bei einer Pneumonie (Flatz et al., 2004, S. 20).

5. Pflegerische Herausforderungen

Die Pflege und Betreuung eines dementiell erkrankten Menschen stellt für alle Pflegekräfte, verbunden mit den hohen Anforderungen, eine enorme Herausforderung dar. Umso wichtiger ist es, dass Pflegefachkräfte ein ausreichendes *pflegerisches Fachwissen* aufweisen, um einen würdevollen Umgang zu gewährleisten, so Hametner (2010, S. 34).

Dabei beschränkt sich die Pflege nicht nur auf rein *pflegerische Tätigkeiten*. Es gilt darüber hinaus, den erkrankten Menschen und seine Umwelt in den Mittelpunkt zu stellen, um die Grundbedürfnisse gezielt zu stillen, Wohlbefinden zu erhalten und bestenfalls zu steigern (Newman, 1983; zitiert nach Meleis, 1999, S. 183-185). Roy (1984; zitiert nach Meleis, 1999, S. 185) sieht die Pflege an dieser Stelle gefordert, entsprechende *Hilfe- oder Unterstützungsleistungen* zu erbringen.

Jedoch wird in den unterschiedlichen Pflegetheorien nicht einheitlich geklärt, was unter *„Umwelt"* bzw. *„Umgebung"* zu verstehen ist. Für Nightingale (1860; zitiert nach Chinn & Kramer, 1996, S. 49) ist z. B. die Umgebung ein zentrales Konzept. Gemeint sind *äußere Bedingungen oder Einflüsse*, wie z.B. Wärme, Gerüche, Lärm und Licht, die sich ihrer Meinung nach auf das Leben und die Entwicklung der Menschen auswirken. Nach Travelbee (1966; zitiert nach Chinn & Kramer, 1996, S. 49) stellt darüber hinaus die Umgebung auch einen Zusammenhang zwischenmenschlicher Beziehungen her. Diese bilden die Voraussetzung, um *Selbstpflege* zu ermöglichen. Selbstpflege meint die Erhaltung des Lebens, die Förderung der persönlichen Entwicklung, sowie die Erhaltung gesunder Lebensweisen (Orem, 1968; zitiert nach Bremer-Roth, Henke, Lull, Borgers, Borgers, Cleve & Wowra, 2012, S. 26). Darüber hinaus zählen auch *Familienangehörige, Bezugspersonen und Pflegekräfte* zur Umgebung (Levine, 1976; zitiert nach Chinn & Kramer, 1996, S. 49). Im Verlauf des Lebens wirken sich diese Einflussfaktoren auf den Menschen aus, verbunden mit einer ständigen Ab- oder Unabhängigkeit (Roper, Logan & Tierney, 1976; zitiert nach Bremer-Roth et al., 2012, S. 27).

Nach Meinung von Köther (2011, S. 376) besteht die pflegerische Aufgabe u. a. darin, mögliche *Gefahrensituationen rechtzeitig* zu *erkennen* und *planvoll* darauf zu *reagieren*, um eine größtmögliche Unabhängigkeit im Bereich der Lebensaktivitäten wieder herzustellen (Haas & Gehrs, 2011, S. 58). Durch die *Interaktion mit dem betroffenen Menschen* werden entsprechende *Ziele und Maßnahmen entwickelt* (Pflegeprozess, Problemlösung, Pflegehandlungen etc.), um die Gesundheit zu steigern, zu erhalten oder wiederherzustellen. Den erkrankten Menschen wird dadurch eine Chance gegeben, sich an die neue Situation (Krankheit bzw. Umgebung) anzupassen (Meleis, 1999, S. 184-185). Liegt jedoch bereits eine schwerwiegende Pflegebedürftigkeit vor, besteht die pflegerische Aufgabe darin, die *abhängigkeitsbedingten Probleme* zu *lösen* oder *bleibende Abhängigkeiten* zu *bewältigen*. Pflegekräfte sollen also konkret *bei* der *Problemlösung, Handhabung und Prävention unterstützend* agieren (Haas & Gehrs, 2011, S. 58). Zu berücksichtigen sind dabei vor allem die Erkrankung, Behandlung, der Un- und Abhängigkeitsgrad, das Alter und die mögliche Lebenserwartung des erkrankten Menschen. Aber auch die neuen Umgebungs- und Alltagsbedingungen sollten entsprechend berücksichtigt werden.

Daneben besteht für Köther (2011, S. 376) u.a. die pflegerische Aufgabe darin, mögliche *Gefahrensituationen zu erkennen und planvoll darauf zu reagieren*. Jeder Betroffene muss demzufolge auf den individuellen Grad der Gefährdung hin überprüft werden.

Ebenso muss dem dementiell Erkrankten ein *Höchstmaß an Orientierung geboten werden*, um aufkommenden Angstgefühlen effektiv entgegenwirken zu können. So sollen beispielsweise Bezugspersonen möglichst wenig bis gar nicht wechseln, Reizüberflutungen, wie beispielsweise Lärm und Hektik, vermieden und eine klare, eindeutige Kommunikation vorgezogen werden. Zudem ist ein *enger Kontakt zu den Angehörigen* hilfreich, um gegensätzlichen Interventionen vorzubeugen (Kocs, 2011, S. 401). Eine nähere Erläuterung der jeweiligen Punkte erfolgt nicht.

6. Das Betreuungs- und Therapiekonzept der Milieutherapie

Die Milieutherapie ist ein Betreuungs- und Therapiekonzept, das Mitte der 90er Jahre zu einem festen Begriff in der stationären Altenhilfe wurde. Allerdings existiert für diese bis dato keine durchgängig akzeptierte Definition. Folglich haben sich bedeutungsgleiche Begriffe entwickelt, wie z.B. Milieugestaltung, therapeutisches Milieu oder Soziotherapie, die nur Fragmente eines milieutherapeutischen Gesamtkonzeptes beschreiben (Staack, 2004, S. 11-12). Konkret handelt es sich hierbei eine Hilfe im Umgang mit dementiell erkrankten Menschen (Held, 2004; zitiert nach Schaade & Kubny-Lüke, 2005, S. 35), um administrativ-organisatorische (Bremer-Roth et al., 2012, S. 394), bauliche (Heeg et al., 2012; zitiert nach Sonntag, 2014, S.13) sowie therapeutische Faktoren mit dem täglichen Leben abzustimmen und zu koordinieren (Staack, 2004, S. 10).

Das Ziel der Milieutherapie besteht darin, die *Lebensqualität* der demenzerkrankten Menschen maßgeblich *zu steigern*, indem die einzelnen Komponenten demenzbezogen und personenzentriert gestaltet werden (Heeg et. al, 2012; zitiert nach Sonntag, 2014, S. 13). Woyner (2001; zitiert nach Hametner, 2010, S. 69) sieht u.a. in der *Gestaltung einer angenehmen Atmosphäre* einen wichtigen Ansatzpunkt. Er ist der Meinung, dass die betroffenen Menschen dadurch befähigt werden, ein *weitestgehend ungestörtes Leben* zu führen. Gleichermaßen werden auffällige und *depressive Verhaltensweisen* dieser Menschen *gemindert, bzw. ausgeglichen* (Schaade & Kubny-Lüke, 2005, S. 36).

Vertraute Gegenstände tragen an dieser Stelle dazu bei, das *Langzeitgedächtnis* der dementiell erkrankten Menschen *anzuregen*. Darüber hinaus werden noch *vorhandene Fertigkeiten gezielt unterstützt*. Dies gelingt durch eine *bewusste Miteinbeziehung* der betroffenen Menschen *in bekannte bzw. vertraute Tätigkeiten*, wie beispielsweise Garten- oder Heimarbeiten. Die Milieutherapie trägt demnach zu einem weitestgehend *menschenwürdigen und ebenso biographieorientierten Leben* bei. Gleichzeitig bewirkt ein gemütlich bzw. freundlich gestaltetes Milieu die *Steigerung des eigenen Wohlbefindens* (Schaade & Kubny-Lüke, 2005, S. 36), so dass sich die Menschen *„zu Hause" fühlen* können (Bremer-Roth et al., 2012, S. 394).

Auch das Gefühl, im Freien zu sein, spielt für dementiell Erkrankte eine große Rolle (Mather et al., 1997; McMinn et al., zitiert nach Lind, 2007, S. 368). Entsprechend ist auf eine ebenerdige Gestaltung der Räumlichkeiten zu achten, die einen leichten Zugang zum **Außenbereich** gewährleisten (Schaade & Kubny-Lüke, 2005, S. 36). Diese Tatsache birgt jedoch Gefahren, insbesondere für

Menschen mit einem gesteigerten Bewegungsdrang. Nach Einschätzung von Schaade & Kubny- Lüke (2005, S. 36) neigen diese dazu, sich im Außenbereich zu verlaufen, mit der Konsequenz, nicht mehr zurückzufinden. Die Außenanlagen sind dementsprechend mit einem *Rundweg* und einer *Begrenzung auszustatten* (Lind, 2007, S. 368). Alternativ können die *Ausgänge* zu den Außenanlagen *zusätzlich gesichert* sein. Auch Klangspiele an der Tür können dem Pflegepersonal rechtzeitig signalisieren, dass der Demenzerkrankte im Begriff ist, den Wohnbereich zu verlassen (Schaade & Kubny-Lüke, 2005, S. 36).

Die **Wohnräume** sind so zu gestalten, dass sie den betroffenen Menschen eine *„Wohlfühlatmosphäre"* vermitteln (Lind, 2007, S. 366). Infolgedessen sind diese *offen* (Staack, 2004, S. 41), *hell und gut auszuleuchten.* Schattenbildungen mit einhergehenden Wahnvorstellungen können somit erst gar nicht entstehen (Schaade & Kubny-Lüke, 2005, S. 37). Nebenbei trägt eine gute Ausleuchtung der Räumlichkeiten zu einer *besseren Orientierung* und *gesteigerten Stimmungslage* der Erkrankten bei (Hametner, 2010, S. 70). Staack (2004, S. 22- 23) befürwortet hier eine Leuchtkraft von mindestens 500 Lux.

Ebenso haben sich Möbel aus den 60er und 70er Jahren als durchaus sinnvoll erwiesen, da sie den betroffenen Menschen ein *heimeliges Gefühl* vermitteln (Lind, 2007, S. 367).

Herumliegende Gegenstände, wie Küchenhandtücher, Puppen, Handtücher u.v.m. laden zusätzlich zum *Beschäftigen und Herumkramen* ein (Lind, 2007, S. 367). Schaade & Kubny-Lüke (2005, S. 38) interpretieren diese Handlung als Ausdruck des „sich ordnens".

Was die Gestaltung der **Bewohnerzimmer** betrifft, sind diese mit *vertrauten Gegenständen* auszustatten (Lind, 2007, S. 367), so dass eine *heimische Atmosphäre* entstehen kann (Hametner, 2010, S. 70). Gemeint sind u.a. selbstbestickte Sofakissen, Familienbilder (Lind, 2007, S. 367) und wohnlich erscheinendes Mobiliar (Schaade & Kubny-Lüke, 2005, S. 37).

Einzelzimmer stellen dabei kein Muss dar, auch wenn diese eine hervorragende *Rückzugsmöglichkeit* für die betroffenen Menschen bieten. Jedoch besteht bei manchen Menschen eher der Wunsch nach einem Doppelzimmer. Als Grund werden aufkommende Gefühle von Angst oder Einsamkeit benannt (Staak, 2004, S. 18).

Kastner & Löbach (2010, S. 143) sehen des Weiteren einen Vorteil in sicheren und barrierefreien **Rundwegen**, die dazu beitragen, die demenzerkrankten Menschen zur *Selbstbeschäftigung und Beobachtung anzuregen.* Darüber hinaus führt die *Berücksichtigung eines gesteigerten Bewegungsdranges* zu einer *verbesserten Lebensqualität* und einem *gesteigerten Wohlbefinden* (Lind, 2002; zitiert nach Lind, 2003, S. 65).

Einen weiteren wichtigen Baustein in der Milieutherapie stellt die sogenannte **Tagesstruktur** dar. Den demenzerkrankten Menschen wird sozusagen ein *Gerüst* gebaut, in dem sich ein *Sicherheitsgefühl* einstellen (Popp, 2005, S. 283), *Vertrauen geschaffen* (Zennek, 2012, S. 475) und das *Stresssymptom*, wie anhaltende *Unruhe, Aggression oder die Nahrungsverweigerung gemindert* werden soll (Lind, 2005, S. 954).

Die Tagesabläufe sollen von einem *„natürlichen" Charakter* zeugen (Füsgen, 2001, S. 195-196). Das bedeutet, dass die erkrankten Menschen in *sinnvolle Tätigkeiten* einbezogen werden, unter *Berücksichtigung der biographischen Interessen*. Schmidt-Scherzer (1994; zitiert nach Staack, 2004, S.39) gibt allerdings zu bedenken, dass sich die Konzentrations- und Aufmerksamkeitsspanne der Erkrankten auf gerade einmal 10-15 Minuten beschränkt. Dementsprechend sollte sich die *Tagesbetreuung am Rhythmus dieser Menschen orientieren*. Vorteilhaft sind hier kleine Aktivitäten gegenüber großen Aktionen.

Zudem gibt Staack (2004, S. 40) zu bedenken, dass *Ruhephasen* unbedingt einzuhalten sind, um *körperlichen und physischen Überforderungen vorzubeugen*.

Es handelt sich hierbei in keiner Weise um ein doktrinäres Konzept. Es geht vielmehr darum, den betroffenen Menschen einen *adäquaten Rahmen* zu bieten, unter *Berücksichtigung persönlicher Freiheiten*, so Gutensohn (2000; zitiert nach Staack, 2004, S. 39). Zudem sind *personelle, tageszeitliche und kommunikative Beständigkeit, Vorhersehbarkeit, Kontinuität und Flexibilität* innerhalb der Einrichtung von besonderer Bedeutung (Lind 2005; zitiert nach Staack, 2004, S. 39).

Die **Pflege** spielt in der Milieutherapie eine *untergeordnete Rolle*. Das bedeutet, dass von Zwangsmaßnahmen vollkommen Abstand genommen wird. Es geht hier eher um eine *angenehme, stressfreie Durchführung* der Pflegemaßnahmen. Die Pflege ist jedoch stark *abhängig von der Tagesform* des betroffenen Menschen. Nicht immer gelingt die Pflege gleich beim ersten Versuch. Pflegekräfte müssen *unter Umständen mehrere Versuche starten oder ganz auf die Durchführung verzichten. Akutfälle* sind davon allerdings *ausgenommen* (Staack, 2004, S. 35- 36).

Pflegekräfte sollten in der Lage sein, individuelle *Vorlieben und/oder Besonderheiten* in der Pflege *in Erfahrung zu bringen*. Hierbei handelt es sich u.a. um regelmäßige Friseurbesuche, bevorzugte Kleidungsstücke, Cremes, Lotionen oder etwa schöne Düfte. Nicht zu vergessen sind liebgewonnene Schmuckstücke, Handtaschen oder Hüte, die sich in gleicher Weise *positiv auf das Wohlbefinden* der dementiell erkrankten Menschen *auswirken* können. Angehörige sollten diesbezüglich ausreichend informiert und mit einbezogen werden. Zudem obliegen der Pflege die *Beaufsichtigung der Nahrungs- und Flüssigkeitsaufnahme*, sowie die *Überwachung des aktuellen Gesundheitszustandes*. Die enge Zusammenarbeit mit gerontopsychiatrischen bzw. geriatrischen Ärzten unterstützt dabei, Krankheiten oder sonstige *Veränderungen* bei den betroffenen Menschen *rechtzeitig zu erkennen und entsprechend* zu *behandeln* (Staack, 2004, S. 35-36).

Die Aufgabe der Pflege besteht darin, das milieutherapeutische Konzept in die Pflegeplanung *miteinzubeziehen*. Die Planung sollte sich dementsprechend *an den individuellen Bedürfnissen und dem Krankheitsbild* der betroffenen Menschen *orientieren* (Menche, Simon-Jödicke & Keller, 2014, S. 1303-1304).

7. Demenzwohnkonzepte

In den letzten 20 Jahren hat sich die Versorgungslandschaft in Deutschland stark verändert. Galten stationäre Alten- und Pflegeheime lange Zeit als die Wohnform schlechthin, hat sich inzwischen eine bunte Vielfalt neuer Wohnformen entwickelt und etabliert. Allerdings eigenen sich nicht alle gleich gut für die Versorgung von dementiell erkrankten Menschen (Deutsche Alzheimer Gesellschaft e. V., 2014, S. 19).

Im Folgenden stellt die vorliegende Arbeit die derzeit wohl bekanntesten ambulanten und stationären Betreuungsformen für dementiell erkrankte Menschen vor, einschließlich ihrer jeweiligen Vor- und Nachteile (Sonntag, 2014, S. 80).

7.1 Integrative Pflegewohngruppe

Derzeit sind integrative Versorgungskonzepte überwiegend in stationären Pflegeeinrichtungen zu finden (Brüggemann, Brucker, Eben, Fleer, Gerber, Kurzmann, Ziegert & Lübke, 2009, S. 151). Diese zielen auf die *Aktivierung und Förderung* der *gesunden Persönlichkeitsanteile* von dementiell erkrankten Menschen ab. Das *Zusammenleben mit kognitiv gesunden Menschen* nimmt dabei eine *besondere Stellung* ein (Höwler, 2000, S. 569). Ferner heben Weyerer, Schäufele & Hendlmeier (2005, S. 23) in ihrer Längsschnittstudie aus dem Jahr 2005 die *überaus hohe Einbeziehung* (60 – 90 Prozent) in *körperliche Aktivierungen, Gedächtnisübungen, Gruppen- und Einzelangeboten* hervor. Das Konzept strebt demnach ein *hohes Maß an Normalität* im täglichen Miteinander an (Marquardt, 2007, S. 26). Der Erfolg hängt jedoch stark von der Einrichtungsgröße ab. Je größer die Einrichtung, desto schwieriger stellt sich die Umsetzung des vorliegenden Konzeptes dar, so Marquardt (2000, S. 26).

Abrupte Veränderungen des Umfeldes, wie beispielsweise durch hausinterne Umzüge, wertet Lind (2003, S. 118) als äußerst problematisch, da diese zu einer verstärkten Desorientierung beitragen (Höwler, 2000, S. 569), mit einhergehendem Abwehr- und Verweigerungsverhalten auf Seiten der betroffenen Menschen (Lind, 2003, S. 118). Flatz, Öhlinger & Schneider (2004, S. 91) befürworten daher den Verbleib im gewohnten Umfeld, insbesondere, wenn diese Menschen im Wohnbereich voll anerkannt und integriert sind und von kognitiv gesunden Mitbewohnern umsorgt werden. Als positiver Nebeneffekt wird die *unbewusste Aktivierung* der betroffenen Menschen aufgeführt (Flatz et al., 2004, S. 91). Konkret nennt Lind (2003, S. 93) hier das *gemeinsame Umherwandern* und die *Hilfestellung während der Mahlzeiten*. Allerdings kann diese Art der Unterstützung nur dann effektiv sein, wenn sie in Maßen umgesetzt wird. Geschieht dieses nicht, kommt es nach Auffassung von Flatz et al. (2004, S.91) zu einer Überforderung und zu einem Unwohlsein der Demenzerkrankten.

Verschiedene Beobachtungen und Untersuchungen haben gezeigt, dass *konkrete Kontaktaufnahmen* zwischen den Dementen und kognitiv gesunden Bewohnern *kaum bis gar nicht* erfolgen (Lind, 2003, S. 92). Erst recht, wenn sprachliche Verständigungen untereinander nicht mehr möglich sind. Kognitiv gesunde Menschen reagieren dann mit einem *Abbruch der sozialen Beziehung* (Marquardt, 2000, S. 26).

Der Erfolg integrierter Wohngruppen hängt von weiteren zahlreichen Faktoren ab. Weist der Bereich z. B. einen *hohen Anteil verhaltensauffälliger, demenzerkrankter Menschen* auf, die laut rufen, umherlaufen und aggressiv auftreten, empfinden kognitiv gesunde Mitbewohner diesen *Zustand als stark belastend und/oder gar störend* (Flatz et al., 2004, S. 92). Im Vergleich zu segregativen Pflegewohnkonzepten, entwickeln die betroffenen Menschen sogenannte *neuropathische Symptome weitaus häufiger*, als in integrierten Pflegewohngruppen. Allerdings darf nicht unerwähnt bleiben, dass der Anteil verhaltensauffälliger Bewohner innerhalb von zwei Jahren um 60 Prozent wieder abnimmt, so Weyerer et al (2005, S. 19). Dennoch liegt die *Wahrscheinlichkeit für eine Fixierung (Gurt/ Stecktisch)* um das 13,3fache *höher*, als in segregativen Wohnbereichen, so dass eine *langfristige Mobilität deutlich erschwert* wird. Demzufolge ist das *Risiko für* eine *Bettlägerigkeit* in der integrativen Pflegewohngruppe um ein Vielfaches *erhöht* (Weyerer et al, 2005, S. 25-26).

Auch eingeschränkte oder gar *fehlende Tischmanieren führen* unweigerlich *zu Differenzen* zwischen den Bewohnern (Schön, 2011, S. 294). Dementsprechend ist die Zahl der schwer bis schwerst-verwirrten Menschen so gering wie möglich zu halten. Empfohlen wird ein Anteil von 10 Prozent (Flatz et al., 2004, S. 92). Allerdings zeigt die Praxis, dass der *Anteil schwerst-dementer Menschen* in integrierten Wohngruppen stetig *steigt*, wogegen die Anzahl rüstiger Menschen weiter abnimmt (Brüggemann et al., 2009, S. 151), so dass eine *adäquate Versorgung* und Betreuung beider Seiten *kaum noch sichergestellt* werden kann (Ministerium für Arbeit, Soziales, Gesundheit, Familie und Frauen des Landes Rheinland-Pfalz, 2007; zitiert nach Sonntag, 2014, S. 13). Zwangsweise drängt sich die Frage auf, wer hier eigentlich intergiert werden soll (Brüggemann et al., 2009, S. 151).

Psychische Belastungssymptome, sowohl auf Seiten der kognitiv gesunden Menschen, als auch der der dementiell Erkrankten sprechen ebenso gegen eine integrative Unterbringung. Die Ursachen hierfür sind sehr unterschiedlich. Kann sich ein Großteil kognitiv gesunder Menschen einerseits nicht permanent auf Schwerst-Demente einlassen, *fühlen sich* Demenzerkrankte anderseits von den kognitiv gesunden Mitbewohnern *abgelehnt und ausgegrenzt.* Ähnliche Belastungssymptome entwickeln kognitiv eingeschränkte Bewohner im Zusammenleben mit Schwerst-Dementen. Nach den Einschätzungen von Flatz et al. (2004, S. 92) empfinden sie die Situation vermutlich sogar weitaus belastender, als kognitiv gesunde Mitbewohner.

Nach Abwägung aller Vor- und Nachteile, die eine integrative Versorgung mit sich bringt, haben sich viele Pflegeorganisationen für eine andere Versorgungsform entschieden (Brüggemann et al., 2009, S. 151).

7.2 Segregative Pflegewohngruppe

In segregativen Wohngruppen leben ausschließlich psychisch alterserkrankte Menschen (Höwler, 2000, S. 571) mit sehr unterschiedlichen Schweregraden einer Demenz (Sonntag, 2014, S. 81), verbunden mit *zahlreichen Verhaltensauffälligkeiten.* Aufgrund der Tatsache, dass diese Menschen ein *erhöhtes Schutzbedürfnis* aufweisen, sind entsprechende *spezielle Betreuungsangebote* anzubieten (Höwler, 2000, S. 571). Zu den wohl bekanntesten Demenz-Betreuungskonzepten zählen beispielsweise das Domus Unit, Anton Piek-Hofje, Cantou-Mode, das Schweden-Modell oder die Spezial Care Units (Brüggemann et al., 2009, S. 151).

Das Ziel der segregativen Wohngemeinschaft besteht darin, kognitiv gesunde Persönlichkeitsanteile möglichst lange zu aktivieren und/oder zu erhalten. Die Kontaktvermeidung zu kognitiv gesunden Menschen stellt sich dabei als durchaus sinnvoll heraus, da die Betroffenen nicht permanent mit den eigenen Defiziten konfrontiert werden (Höwler, 2000, S. 571). Eine prospektive Studie aus dem Jahr 2004 konnte zudem belegen, dass Demenzerkrankte in segregativen Pflegewohngruppen erheblich stabiler in der Ausführung ihrer Alltagsaktivitäten sind. Kränkende, als auch negative Gefühle traten wesentlich reduzierter auf, als in gemischten Heimen (Held, 2013, S. 106). Des Weiteren berichtet Höwler (2000, S. 106), das physische und/oder kognitive Übergriffe auf dementiell erkrankte Mitbewohner vermieden werden konnten.

Ebenso konnte belegt werden, dass deutlich *weniger Zwangsmaßnahmen* (Gurt, Stecktisch) *und Beruhigungsmittel* erforderlich sind (Held, 2013, S. 106). Zu diesem Ergebnis kommt auch die Studie von Weyerer et al. (2005, S. 25).

Die positiven Aspekte der segregativen Wohnform sieht Höwler (2000, S. 571-572) darüber hinaus in der *Vermeidung von zusätzlichen Verwirrtheitszuständen* und dem *lebenslangen Verbleib in der Wohngruppe.* Willkürliche und folgenschwere *Verlegungen oder Umzüge werden* dementsprechend *umgangen.* Weyerer et.al (2005., S. 25) sieht in integrativen Konzepten den Vorteil, dass diese insgesamt *mehr positive Gefühle und Freude* in den Betroffenen auslösen. Weitere Vorteile ergeben sich in der konsequenten *Umsetzung von stützenden Pflegekonzepten,* der *Schaffung von demenzgerechten Milieus* und einer *bedürfnisorientierten Tagesstrukturierung.*

Als Nachteil wertet Höwler (2000, S. 572) hingegen die Art der Unterbringung, die einer „Ghettoisierung" gleich käme. Das Kuratorium Deutsche Altershilfe (KDA) tritt der negativen Haltung entgegen und lobt ausdrücklich die *häusliche Atmosphäre, maximale Alltagsnähe, Dezentralisierung,* sowie die *Deinstitutionalisierung* dieser Einrichtungen. Diese tragen ihrer Meinung maßgeblich dazu bei, dass ein „Anstaltscharakter", wie beispielsweise in konventionellen Pflegeheimen, vermieden wird (Brüggemann et al., 2009, S. 151-152).

7.3 Pflegeoase

Eine besondere Form des Zusammenlebens stellen sogenannte Pflegeoasen dar (Schmieder, 2007, zitiert nach Hametner, 2010, S. 75). In diesen Einrichtungen leben ausschließlich Menschen mit einer fortgeschrittenen Demenz, die einen *erhöhten Pflege- und Betreuungsbedarf* aufweisen (Bundesministerium für Gesundheit, 2011, S. 66). Als Ursache werden hier *massive kognitive Einschränkungen* und zahlreiche *physische Symptome* genannt. Die betroffenen Menschen sind entweder bei der *Ausführung ihrer täglichen Aktivitäten eingeschränkt* oder *vollständig immobil.* Eine *Unterstützung bzw. Hilfe von Dritten* ist demnach zwingend erforderlich (Sonntag, 2014, S. 96). Entstanden ist dieses Konzept im Jahr 1998 in der Schweiz (Reggentin & Dettbarn-Reggentin, 2013, S. 10), in der Altenpflegeeinrichtung „Sonnenweid" (Sonntag, 2014, S. 96). In Deutschland ist das Konzept vor allem in den letzten Jahren erst verstärkt im stationären Pflegebereich implementiert worden (Bundesministerium für Gesundheit, 2011, S. 66). Das Leben der betroffenen Menschen findet in einer *kleinen Wohngruppe* statt (aezteblatt.de, 2015, o. S.), genauer gesagt in einem 100 qm großen (Sonntag, 2014, S. 97) *Gemeinschaftsraum* (Bundesministerium für Gesundheit, 2011, S.

66). Radzey (2011, S. 14) stellt an dieser Stelle einen Vergleich mit Schlafsälen der ersten Pflegeheimgeneration her.

Pflegeoasen sollen den dementiell erkrankten Menschen einen *geschützten Rahmen* bieten (Bundesministerium für Gesundheit, 2001, S. 66), der von einer *familiären Atmosphäre* zeugt (aerzteblatt.de, 2015, o. S.). Die *hohe Kontaktdichte* zu den betroffenen Menschen soll dabei einerseits der *sozialen Isolation entgegentreten* (Heeg et al., 2012; Schleede-Gebert, 2006; zitiert nach Sonntag, 2014, S. 96) und anderseits das *Eingehen auf spontane Bedürfnisse ermöglichen* (Brandenburg, Adam-Paffrath & Güther, 2014, S. 75). Um diesem Anspruch gerecht zu werden, leben gerade einmal zwischen *6 und 8 Personen in diesem Bereich.* Nur so ist die Pflegekraft in der Lage, die demenzerkrankten Menschen 24 Stunden lang *adäquat zu begleiten und individuell auf die Bedürfnisse einzugehen* (Radzey, 2011, S. 14). Eine Studie von Brandenburg et al. (2014, S. 74) konnte unlängst belegen, dass sich das Konzept durchaus *positiv auf* das *Wohlbefinden und die Zufriedenheit* der betroffenen Menschen *auswirkt.* Allerdings bemängeln Kritiker, das die personelle Präsenz und die soziale Eingebundenheit der betroffenen Menschen nur auf Kosten einer *eingeschränkten* (Radzey, 2011, S. 14) oder gar *fehlenden Intimsphäre und Privatheit* möglich ist (Rutenkröger et al., 2010; DÁrrigo, 2011; zitiert nach Sonntag, 2014, S. 98). So erfolgt beispielsweise die *Unterbringung* dieser Menschen *in Mehrbettzimmern* (Sonntag, 2014, S. 98), so dass nach Einschätzung des Kuratoriums Deutsche Altenhilfe (KDA) eine *würdevolle Behandlung nicht sichergestellt* werden kann. Allerdings haben die Erfahrungen der vergangenen Jahre gezeigt, dass dementiell erkrankte Menschen in Einzel- und Doppelzimmern zu wenig Zuwendung bekommen und ein Gefühl der Überforderung im Zusammenleben mit leicht bis mittelschwer dementen Menschen entwickeln. Als Hauptursache identifiziert das Bundesministerium für Gesundheit (2011, S.66) u. a. die vorherrschende Gruppendynamik, sowie den vermeintlich hohen Geräuschpegel.

7.4 Wohngemeinschaft

Anfang der 90er Jahre entstanden die ersten Wohngemeinschaften (Deutsche Alzheimer Gesellschaft e. V., 2014, S. 20) aus privaten Initiativen. Allerdings steigt seit Jahren die Anzahl institutioneller Wohngemeinschaften. Träger dieser Einrichtungen sind ambulante oder stationäre Pflegeanbieter (Planer, 2010, S. 13). In der Regel teilen sich zwischen *6 und 8 dementiell erkrankte,* ältere Menschen eine Wohnung (Falk, 2009, S. 195), *ohne heimtypische Regelungen und Strukturen* (Höwler, 2000, S. 573). Planer (2010, S. 13) spricht sogar von bis zu

12 Bewohnern. Die *Pflege und Betreuung* der Bewohner *kann wahlweise durch ortsansässige Pflegefachkräfte oder durch ambulante Dienste* sichergestellt werden.

Das so bezeichnete „Modell der Familie" soll dazu beitragen, die *Normalität des Alltags widerzuspiegeln* (Falk, 2009, S. 195). Dies gelingt durch *flexibel gestaltete* und *bewohnerorientierte Tagestrukturen und Angebote* (Brüggemann et al., 2009, S. 154). Eine großzügig geschnittene *Großküche soll* darüber hinaus das *Gemeinschaftsleben* der Bewohner *positiv beeinflussen* (Falk, 2009, S. 195), indem sich der *Alltag „rund um den Herd"* abspielt. Allerdings können sämtliche Bewohner *frei entscheiden, ob sie daran teilhaben wollen oder nicht* (Höwler, 2000, S. 573). *Alternativ* können sich die dementiell erkrankten Menschen *in ihr Zimmer zurückziehen,* das *mit eigenen, vertrauten Möbeln ausgestattet* ist (Deutsche Alzheimer Gesellschaft e. V., 2014, S. 20).

Sogenannte *Präsenzkräfte übernehmen* in der Wohngemeinschaft die *Funktion des Alltagsmanagers* (Planer, 2010, S. 21). *Entsprechend der Fähigkeiten und Vorlieben werden Alltagsaktivitäten,* wie beispielsweise das Einkaufen, Spülen und Waschen oder die Gartenarbeit, *aufgeteilt* (Höwler, 2000, S. 573). Die Bewohner *fühlen sich entsprechend gefordert und gleichzeitig wertgeschätzt.* Hierzu trägt auch die Tatsache bei, dass *sämtliche Entscheidungen und Vereinbarungen gemeinsam getroffen* werden (Deutsche Alzheimer Gesellschaft e. V., 2014, S. 21).

Daneben fördern und erhalten Wohngemeinschaften die kognitiven und motorischen Alltagskompetenzen der betroffenen Menschen durch eine bewusste Beteiligung an den alltäglichen Verrichtungen. Zudem werden Tendenzen eines Rückzugs oder einer Apathie und Depression vermieden. Die Gabe von Psychopharmaka ist dementsprechend weitaus weniger notwendig (Höwler, 2000, S. 574).

Nach einer Studie von Fischer & Wolf-Ostermann (2011, S. 89) konnte belegt werden, dass sich die *Lebensqualität* dieser Menschen *insgesamt erheblich verbesserte.* Doch auch auf Pflegekräfte wirkt sich das Konzept positiv aus. So trägt es zu einer hohen Arbeitszufriedenheit und einem geringen Burn-out-Risiko bei (Höwler, 2000, S. 574). Als nachteilig erweisen sich hingegen die hohen wirtschaftlichen Versorgungskosten, so Höwler (2000, S. 574). Brüggemann et al. (2009, S. 155) geben außerdem zu bedenken, dass *nicht jeder Mensch für eine Wohngemeinschaft geeignet* ist. Nicht das *Krankheitsbild* dürfe hier das *aus-*

schlaggebende Argument sein, sondern dass Zueinanderpassen der jeweiligen Menschen.

7.5 Demenzdorf

Das Modellprojekt „Alzheimer-Dorf De Hogeweyk" in den Niederlanden besteht aus *mehreren kleineren Einzelhäusern* (Saxl, 2012, S. o. S.). Die insgesamt *152 Bewohner leben* hier *mit jeweils 6 Personen in einstöckigen Bungalows* (Sonntag, 2014, S. 101). Die *individuell gestalteten Einrichtungen* tragen dazu bei, den *bisherigen Lebensstil* der Bewohner *nachzuempfinden*. Als Beispiel wird hier das Haus mit „gehobenem Lebensstil" benannt, das u.a. mit feinem Porzellan ausgestattet ist und mit klassischer Musik untermalt wird. Daneben gibt es den „häuslichen", „kulturellen", „handwerklichen" und „christlichen" Lebensstil. Ziel ist es, ein möglichst *heimisches, vertrautes Gefühl* bei den dementiell erkrankten Bewohnern zu *erzeugen* (Saxl, 2012, o. S.). In *Zusammenarbeit mit Angehörigen* wird entschieden, welcher Wohnstil sich am besten für den pflegebedürftigen Menschen eignet (Sonntag, 2014, S. 101).

Im Zentrum der *Wohnanlage* befindet sich ein geschlossener Innenhof (Saxl, 2012, o. S.) *mit Springbrunnen* (Sonntag, 2014, S. 101). Dieser ist einer *parkähnlichen Landschaft, mit Sitzmöglichkeiten und straßenähnlichen Wegen*, nachempfunden. Der *Marktplatz* ist mit umliegenden *Geschäftsräumen*, wie z.B. einem Friseur, Cafè, Supermarktladen (Saxl, 2012, o. S.) oder einer Kneipe ausgestattet. Ebenso steht den Bewohnern ein Theater zur Verfügung (Sonntag, 2012, S. 101). Demenzerkrankte Bewohner *können sich in diesem Bereich frei bewegen* und ein *Stück Normalität leben* (Saxl, 2012, o. S.). Sowohl die *abwechslungsreichen Angebote*, als auch der *weite Rahmen tragen* maßgeblich zu einem *reduzierten Gefühl der Beschränkungen bei*, da *Freiheit im begrenzten Raum möglich* ist (Sonntag, 2014, S. 101).

Kritisch anzumerken ist, dass Hogeweyk *sehr dezentral* liegt. Somit wird den kognitiv eingeschränkten Bewohnern die *Möglichkeit genommen, vertraute Orte aufzusuchen bzw. bekannte Personen zu treffen* (Saxl, 2012, o. S.). Das Konzept *verwehrt* den erkrankten Menschen zudem eine *Integration in „normale" Quartiere* (Sonntag, 204, S. 102). Als *bedenklich* stuft Genrich (2012, S. 36) auch die *stationäre und anstaltsmäßige Unterbringung von so zahlreich erkrankten Menschen* an einem Ort ein. Nach seiner Auffassung ist dieser Ansatz als völlig überholt einzustufen.

8. Diskussion

Die Ursachen und Folgen einer Demenzerkrankung sind äußerst komplex. Betroffene Menschen durchlaufen mehrere Krankheitsstadien, die mit zahlreichen Einschränkungen, Verlusten und Emotionen einhergehen. Neben dem zunehmenden Verlust der Sprache und des Erinnerungsvermögens, nimmt auch das Orientierungsvermögen stetig ab. Darüber hinaus verlieren demenzerkrankte Menschen zusehends die Fähigkeit, alltägliche Verrichtungen, wie das Waschen, Kleiden, Essen etc., selbständig durchzuführen. Emotionale Reaktionen, wie z. B. depressive Verstimmungen, Unruhezustände mit Weg- bzw. Hinlauftendenzen oder gar aggressive Verhaltensweisen kommen auch hinzu. Für pflegende Angehörige stellt die Erkrankung mit fortschreitendem Verlauf eine immer höhere Belastung dar. Seriöse Studien gehen dementsprechend davon aus, dass die Bedeutung stationärer und ambulanter Pflegeeinrichtungen auch zukünftig weiter zunimmt.

Die vorliegende Arbeit beschreibt die unterschiedlichen Konzepte zur Versorgung von Menschen mit einer Demenz, sowie die spezifischen Anforderungen für die Pflege im Demenzbereich.

Die in der Literatur beschriebenen pflegerischen Herausforderungen sind sehr allgemein formuliert. Konkrete Praxisbeispiele oder Beschreibungen sind in der Literatur nicht zu finden. Zudem stammen die Quellen aus den 70er/80er Jahren.

Die nachfolgende Tabelle 2 stellt anschaulich dar, in welchem Maß die einzelnen Demenzwohnkonzepte die pflegerischen Herausforderungen erfüllen:

Tabelle 2
Vergleich von Demenzwohnkonzepten bzgl. der pflegerischen Herausforderungen, unter Berücksichtigung der Milieutherapie

Grundsätzlich zeigt sich, dass die Mehrheit der Demenzwohnkonzepte den pflegerischen Herausforderungen vollständig bzw. größtenteils nachkommt. Dabei unterscheiden sich die Wohnkonzepte in Ihren Schwerpunkten, sowie der Art der Ausgestaltung pflegerischer Herausforderungen.

Legende:
+ = erfüllt
0 = teilweise erfüllt
- = nicht erfüllt
k. A.= keine Angaben möglich

		segre-gativ	De-menzdorf	Pflege-oase	Wohnge-meinschaft	inte-grativ
Pflegerisches Fachwissen		+	+	+	+	+
Pflegerische Tätigkeiten		+	+	+	-	0
Hilfe- oder Unterstüt-zungsleistungen, um Grundbedürfnisse zu stillen		+	+	+	+	0
Umwelt / Umge-Umge-bung	äußere Bedingungen oder Einflüsse	+	+	0	+	0
	Einbezug von Familienangehörige, Bezugspersonen und Pflegekräfte	k. A.	+	k. A.	k. A.	k. A.
	Interaktion mit dem betroffenen Menschen	+	+	+	+	0
	Ziele und Maßnahmen entwickelt	+	+	+	+	+
	Unterstützen beim Lösen von abhängigkeitsbedingten Problemen und Bewältigung von bleibender Abhängigkeit	+	k. A.	k. A.	+	k. A.
	Unterstützung bei Problemlösung, Handhabung und Prävention	+	+	+	+	-
	Gefahrensituationen zu erkennen und planvoll darauf zu reagieren	+	+	+	+	-
	Erkrankten ein Höchstmaß an Orientierung bieten	+	+	k. A.	+	0

Segregative Wohnkonzepte erfüllen die pflegerischen Herausforderungen in fast allen Punkten. Dabei zielen sie auf eine möglichst lange Aktivierung und Erhaltung kognitiv gesunder Persönlichkeitsanteile der dementiell erkrankten Menschen ab. Spezielle Betreuungsangebote, wie beispielsweise dass Domus-Unit sollen eine möglichst angenehme Atmosphäre, sowie eine normale Lebensführung der Betroffenen ermöglichen. Bedürfnisorientierte Tagesstrukturen, als auch die demenzgerechte Milieugestaltung sorgen für ein hohes Maß an Orientierung und Sicherheit auf Seiten der dementiell erkrankten Menschen. Zwangsmaßnahmen, wie das Fixieren mit einem Stecktisch oder die Gabe von Beruhigungsmitteln, sind dadurch weitaus weniger erforderlich.

Ungeklärt bleibt jedoch die Rolle der Familienangehörigen und Bezugspersonen. In diesem Punkt trifft das Konzept keine explizite Aussage bzgl. deren Aufgabenbereiche.

Auch **Demenzdörfer** stellen sich den pflegerischen Herausforderungen in fast allen Punkten. Sie bieten u.a. einen geschützten Rahmen, indem sich die betroffenen Menschen frei bewegen können. Die Räumlichkeiten sind dabei individuell und bewohnerorientiert eingerichtet. Vertraute Gegenstände und Möbel sollen dazu beitragen, ein heimisches und vertrautes Gefühl bei den dementiell erkrankten Bewohnern entstehen zu lassen. Hier handelt es sich um eine gezielte Unterstützungsmaßnahme, um das Wohlbefinden der Menschen zu fördern und zu steigern. Ferner leisten abwechslungsreiche Angebote einen weiteren Beitrag, diesem Ziel ein Stück näher zu kommen.

Zudem zeichnet sich das Konzept durch die Einbeziehung von nahestehenden Angehörigen und Bezugspersonen aus.

Allerdings geht das Konzept nicht explizit auf die Unterstützung bzw. das Lösen von abhängigkeitsbedingten Problemen bzw. auf die Bewältigung einer bleibenden Abhängigkeit ein.

Pflegeoasen erfüllen die pflegerischen Herausforderungen nur zum Teil.

Sie bieten den betroffenen Menschen einen geschützten Rahmen, der geprägt ist von einer familiären Atmosphäre. Pflegekräfte können spontan auf die individuellen Bedürfnisse der Demenzerkranken eingehen und adäquat begleiten. Einer Isolation kann dadurch zwar vorgebeugt werden, allerdings auf Kosten einer fehlenden Intimsphäre und Privatheit.

Fraglich bleibt, ob und welche Funktionen bzw. Aufgaben nahestehende Familienangehörige und Bezugspersonen innerhalb des Konzeptes übernehmen sollen. Ebenso bleibt offen, wie den betroffenen Menschen ein Höchstmaß an Orientierung, beispielsweise durch Tagesstrukturen, geboten wird.

Demenz-Wohngemeinschaften erfüllen die pflegerischen Herausforderungen weitestgehend. Sie haben das Ziel, die Normalität des Alltaglebens widerzuspiegeln. Dies gelingt durch eine bewusste Ausstattung mit vertrauten Möbeln und einer flexibel gestalteten, bewohnerorientierten Tagesgestaltung. Darüber hinaus werden die kognitiv, motorischen Alltagskompetenzen der betroffenen Menschen gezielt gefördert und erhalten. Aufkommenden negativen Gefühlen, die zu einer Distanzierung oder gar Depression führen, soll so effektiv begegnet werden.

Kritisch anzumerken ist jedoch die personelle Situation in diesem Bereich. Während sich eine sogenannte Präsenzkraft um die Betreuung und Tagesgestaltung der betroffenen Menschen kümmert, ist die pflegerische Versorgung lediglich punktuell, also nicht durchgehend sichergestellt. Daher bleibt fraglich, wie auf die individuellen und spontanen pflegerischen Bedürfnisse der Betroffenen eingegangen wird bzw. werden soll. Ist diese Frage nicht eindeutig geklärt, dürften pflegerische Defizite vorprogrammiert sein, mit weitreichenden Folgen für die hilfsbedürftigen Menschen. Des Weiteren bleibt die Rolle der Angehörigen und nahestehenden Bezugspersonen ungeklärt.

Integrative Wohnkonzepte erfüllen die pflegerischen Herausforderungen teilweise bis gar nicht.

Die gesunden Persönlichkeitsanteile dementiell erkrankter Menschen werden hier gezielt aktiviert und gefördert. Zudem zeigt sich, dass die betroffenen Menschen eine sehr gute Einbindung bei Aktivitäten, wie z.B. Einzel- und Gruppenangeboten, aufweisen.

Ein Problem stellt hingegen die Sicherstellung pflegerischer Tätigkeiten, wie das Waschen, Kleiden, etc., dar. Liegt der Anteil dementiell Erkrankter weit über 10 Prozent, ist die Umsetzung dieser Tätigkeiten kaum noch sicherzustellen. Darüber hinaus werden Defizite deutlich, was das Erkennen von Gefahrensituationen bzw. der Umsetzung von präventiven Maßnahmen betrifft. Das verdeutlicht der Umgang mit verhaltensauffälligen Demenerkrankten, die mit Zwangsmaßnahmen, wie Gurt oder Fixiertisch ruhiggestellt werden. Die Mobilität der Betroffenen wird über lange Sicht erschwert, die Gefahr einer Bettlägerigkeit unnötig erhöht.

Abgesehen vom Gedächtnistraining, bleibt die Frage unbeantwortet, wie den betroffenen Menschen ein Höchstmaß an Orientierung geboten wird. Vollkommen unbeantwortet bleibt die Rolle nahestehender Familienangehöriger und Bezugspersonen.

Bei allen aufgeführten Konzepten bleibt die Frage offen, welche Unterstützungsleistungen von Seiten der Pflege konkret entwickelt (Ziel- & Maßnahmenplanung) und umgesetzt werden, im Sinne der Aktivierung, Problemlösung und Prävention.

Das Konzept der **Milieutherapie** nimmt hier eine besondere Stellung ein. Nahezu alle Anforderungen werden berücksichtigt, die bei der Versorgung dementiell erkrankter Menschen eine Rolle spielen. Die Maßnahmen werden gezielt in die Pflegeplanung aufgenommen und umgesetzt, um die Lebensqualität der betroffenen Menschen zu steigern und zu erhalten. Dabei spielen die biographischen und individuellen Gewohnheiten und Bedürfnisse, wie beispielsweise Vorlieben und Abneigungen bei der Nahrungsaufnahme oder ein gesteigerter Bewegungsdrang, eine entscheidende Rolle.

Die Durchführung pflegerischer Aspekte soll darüber hinaus möglichst stressfrei ablaufen, unter Berücksichtigung einer personellen und tageszeitlichen Beständigkeit. Das bedeutet u.a., dass auf einen ständigen Personalwechsel verzichtet wird. Die Gestaltung der Tagesbetreuung orientiert sich zudem am Rhythmus der erkrankten Menschen, so dass Stresssymptome gar nicht erst entstehen.

9. Fazit & Ausblick

In der vorliegenden Bachelorarbeit ist deutlich geworden, dass eine demenzgerechte Einrichtung nicht allein von der Architektur abhängt, sondern ebenso von baulich-konzeptionellen Strukturen, personellen Ausstattungen und der damit verbundenen pflegerisch-betreuerischen Expertise.

Die vorgestellten Wohnkonzepte weisen in diesen Bereichen überwiegend positive Aspekte bzgl. der Umsetzung auf. Dies wird beispielsweise am Umgang mit herausfordernden Verhaltensweisen, wie z. B. auftretenden Unruhezuständen, deutlich. Jedes Konzept geht sehr unterschiedlich auf das Problem ein. Eine mögliche Begründung könnte darin liegen, dass die bestehenden Pflegetheorien nicht über die Metaebene hinausgehen. Klar definierte Handlungsstrategien bleiben demnach aus, so dass die primäre Aufgabe darin besteht, die Theorien zu konkretisieren und mit Leben zu füllen.

Für sämtliche Wohnformen könnte die Milieutherapie eine Orientierungshilfe darstellen, da sie in allen Punkten optimal auf die pflegerischen Herausforderungen eingeht. Darüber hinaus konkretisiert die Milieutherapie die pflegerischen Aufgaben, wie die Gestaltung der Wohnräume, Tagestruktur und Pflege. Allerdings bleibt fraglich, ob eine vollständige Umsetzung des Konzeptes im Hinblick auf die finanziellen, personellen und baulichen Gegebenheiten möglich ist.

Unter Berücksichtigung aller spezifischen Merkmale einer schweren Demenz, wie beispielsweise die Gefahr einer Selbstverletzung, ein erhöhter Betreuungsbedarf etc., ist nach Meinung des Verfassers dieser Arbeit die Wohnform der Pflegeoase am ehesten zu befürworten. Die anderen Wohnkonzepte sind dagegen eher geeignet, den spezifischen Pflegeanforderungen in früheren Stadien der Erkrankung zu genügen. In Bezug auf die letzte Phase der Erkrankung, mit der sich diese Arbeit schwerpunktmäßig beschäftigt hat, konnten Studien klar belegen, dass das Konzept der Pflegeoase dazu beiträgt, die Lebensqualität betroffener Menschen in diesem Krankheitsstadium maßgeblich zu steigern. Zum einen bietet die Pflegeoase einen geschützten Rahmen, so dass negative Einflüsse von außen weitestgehend vermieden werden. Gemeint ist hier z. B. die Ausgrenzung seitens kognitiv gesunder Mitbewohner. Zum anderen leisten die relativ geringen Bewohnerzahlen einen wesentlichen Beitrag, die kontinuierliche Beaufsichtigung der betroffenen Menschen sicherzustellen. Dementsprechend kann einer möglichen Selbstgefährdung oder Isolation wirkungsvoll begegnet werden. Ebenso besteht die Möglichkeit, adäquat auf die Bedürfnisse des dementiell erkrankten Menschen einzugehen. Kritiker bemängeln zwar, dass dieses nur auf Kosten einer fehlenden Intim- und Privatsphäre möglich ist, wobei die Frage gestattet sein darf, wer in diesem Punkt eigentlich das größere Problem sieht. Durchaus sinnvoll wäre eine frühzeitige Beratung der betroffenen Menschen, sowie der nahestehenden Angehörigen. Unter Abwägung aller Vor- und Nachteile könnte der demenzerkrankte Mensch im Frühstadium selber entscheiden, ob er einer Unterbringung in der Pflegeoase positiv oder negativ gegenübersteht. Auf Ebene der Politik wäre es daher zwingend erforderlich, die entsprechenden Rahmenbedingungen zu schaffen, um dieser verantwortungsvollen Aufgabe nachzukommen. Neben der Regelung finanzieller Fragen, gilt es darüber hinaus zu klären, wer dieser Aufgabe zukünftig nachkommen soll. Denkbar wäre aus Sicht des Autors eine Implementierung im Bereich der Krankenkassen oder Pflegestützpunkte, weil diese ohnehin im Frühstadium einer Demenz mit den betroffenen Menschen in Kontakt stehen.

Auch wenn mit dem Einzug in einer Pflegeoase in der Folge vermutlich keine weiterer Wechsel des Lebensmittelpunktes mehr erfolgen wird, wäre aus Sicht des Autors darüber nachzudenken, mehrere Wohnkonzepte innerhalb einer Einrichtung zu vereinen, um die Veränderungen für den betroffenen Menschen so gering wie möglich zu halten. Aus Sicht des Autors bietet sich hier vor allem die segregative Wohnform in Kombination mit der Pflegeoase an, weil hier den Anforderungen der jeweiligen Demenzstadien am ehesten genügt wird.

Literaturverzeichnis

aezteblatt.de (2015). *Pflegeoasen für Demenzkranke bewähren sich.* aerzteblatt.de (Hrsg.). Zugriff am 02.01.2016.
http://www.aerzteblatt.de/nachrichten/63408/Pflegeoasen-fuer-Demenzkranke-bewaehren-sich

Alzheimer Forschung Initiative e.V. (2014). *Risikofaktoren der Alzheimer-Krankheit.* Alzheimer Forschung e.V. (Hrsg.). Zugriff am 08.03.2014.
http://www.alzheimer-forschung.de/alzheimer-krankheit/risikofaktoren.htm

Apotheken Umschau (2013). *Alzheimer Krankheit. Ursachen.* Apotheken Umschau (Hrsg.). Zugriff am 26.01.2016. http://www.apotheken-umschau.de/Alzheimer/Alzheimer-KrankheitUrsachen-11490_2.html

Beuche, W., Kastenbauer, S., Pfister, H.-W., Rabenau, H. F., Schielke, E., Weber, J. R., Wetzel, K. & Winkler, F. (2013). Infektionen des Zentralnervensystems. In Adam, D., Doerr, H. W., Link, H. & Lode, H. (Hrsg.), *Die Infektiologie* (S. 424). Berlin, Heidelberg: Springer Verlag.

Boucsein, L. & Boucsein, B. (2008). *Qualitätssicherung in der stationären Altenpflege unter besonderer Berücksichtigung dementiell veränderter Bewohner* (1. Aufl.). Lengerich, Berlin, Bremen, Miami, Riga, Viernheim, Wien, Zagreb: Pabst Science Publishers.

Brandenburg, H., Adam-Paffrath, R. & Güther, H. (2014). Lebensqualität von Bewohnerinnen einer Pflegeoase aus Sicht von Pflegenden und Angehörigen- qualitative Befunde einer Evaluationsstudie. Vallendar: Lehrstuhl für Gerontologische Pflege, Pflegewissenschaftliche Fakultät, Philosophisch-Theologische Hochschule.

Bremer-Roth, F., Henke, F., Lull, A., Borgers, C., Borgers, A., Cleve, F. & Wowra, A. (2012). *In guten Händen. Altenpflege 01.* (2. Aufl.). Berlin: Cornelsen Verlag.

Brüggemann, J., Brucker, U., Eben, E., Fleer, B., Gerber, H., Kurzmann, K., Ziegert, S. & Lübke, N. (2009). *Grundsatzstellungnahme. Pflege und Betreuung von Menschen mit Demenz in stationären Einrichtungen.* Köln: Medizinischer Dienst des Spitzenverbandes Bund der Krankenkassen e.V.

Bundesministerium für Familie, Senioren, Frauen und Jugend (2015). *Demenz: Lebensqualität verbessern und Pflegende unterstützen.* Bundesministerium

für Familie, Senioren, Frauen und Jugend (Hrsg.). Zugriff am 03.12.2015.
http://www.bmfsfj.de/BMFSFJ/Service/themen-lotse,did=126696.html

Bundesgesundheitsministerium für Gesundheit (2011). *Leuchtturmprojekt Demenz. Leben wie in einer Oase*. Bundesministerium für Gesundheit (Hrsg.).
Zugriff am 07.01.2016.
http://www.bmg.bund.de/service/suche.html?tx_rsmsemanticsearch_pi1%5
B__referrer%5D%5BextensionName%5D=RsmSemanticSearch&tx_rsmse
manticse-
arch_pi1%5B__referrer%5D%5BcontrollerName%5D=Search&tx_rsmsem
anticse-
arch_pi1%5B__referrer%5D%5BactionName%5D=form&tx_rsmsemantic
se-
arch_pi1%5B__hmac%5D=a%3A1%3A%7Bs%3A11%3A%22searchQuer
y%22%3Ba%3A2%3A%7Bs%3A11%3A%22queryString%22%3Bi%3A1
%3Bs%3A10%3A%22sourceType%22%3Bi%3A1%3B%7D%7D6f42065
8aa4bbef6629a9ca6420f3f3a3bb037f9&id=116&tx_rsmsemanticsearch_pi
1%5BsearchQuery%5D%5BqueryString%5D=Leuchtturmprojekt&tx_rsm
semanticsearch_pi1%5BsearchQuery%5D%5BsourceType%5D=BMG

Bundesministerium für Gesundheit (2014). *Demenz. Krankheitsbild & Verlauf.
Was ist eine Demenzerkrankung*. Bundesministerium für Gesundheit
(Hrsg.). Zugriff am 30.11.2015.
http://www.bmg.bund.de/pflege/demenz/krankheitsbild-verlauf.html

Chinn, P. L. & Kramer, M. K. (1996). *Pflegetheorie. Konzepte-Kontexte-Kritik*.
Berlin, Wiesbaden: Ullstein Mosby GmbH.

Deutsche Alzheimer Gesellschaft e. V. (o. J). *Andere Demenzformen*. Deutsche
Alzheimer Gesellschaft e. V. (Hrsg.). Zugriff am 04.12.2015.
https://www.deutsche-alzheimer.de/die-krankheit/andere-
demenzformen.html

Deutsche Alzheimer Gesellschaft e.V. (2014). *Mit Demenz im Pflegeheim. Ratgeber für Angehörige von Menschen mit Demenz* (1. Aufl.). Berlin: Deutsche Alzheimer Gesellschaft e.V.

Duden (2015). *Altenhilfe, die*. Duden (Hrsg.). Zugriff am 22.12.2015.
http://www.duden.de/rechtschreibung/Altenhilfe

Evers, G. C. M. (1997). *Theorien und Prinzipien der Pflegekunde*. Berlin, Wiesbaden: Ullstein Mosby GmbH & Co. KG.

Falk, J. (2009). Basiswissen Demenz. Lern- und Arbeitsbuch für berufliche Kompetenz und Versorgungsqualität (2., vollst. überarb. Aufl.). Weinheim und München: Juventa Verlag.

Fischer & Wolf-Ostermann (2011). DeWeGe-Berliner Studie zur gesundheitlichen Versorgung von Menschen mit Demenz in ambulant betreuten Wohngemeinschaften. In Bundesministerium für Gesundheit (Hrsg.), *Leuchtturmprojekt Demenz* (S. 89). Berlin: Druckerei im Bundesministerium für Arbeit und Soziales

Flatz, T., Öhlinger, R. & Schneider, R. (2004). Demenzgerechte Pflege. Pflege und Betreuung, Kommunikation, Lebensraumgestaltung. Ein praxisorientierter Leitfaden für Angehörige und Pflegende sowie Leiter von Demenz- und Pflegeeinrichtungen. Wien, Graz: NWV Neuer Wissenschaftlicher Verlag.

Füsgen, I. (2001). *Demenz. Praktischer Umgang mit Hirnleistungsstörungen* (4., neu bearb. Aufl.). Speyer: Zechner Datenservice und Druck.

Gabler Wirtschaftslexikon (o. J.). *Altenhilfe.* Springer Gabler (Hrsg.). Zugriff am 22.12.2015.
http://wirtschaftslexikon.gabler.de/Definition/altenhilfe.html

Gennrich, R. (2012). Bewohnerfreiheit und Haftungsrecht. So gehen Sie auf Nummer sicher. *Altenheim, 6,* 36.

Gesundheit.gv.at (2014). *Die verschiedenen Demenzstadien.* Gesundheit.gv.at (Hrsg.). Zugriff am 04.12.2015.
https://www.gesundheit.gv.at/Portal.Node/ghp/public/content/demenz-verlauf.html

Grande, G., Sonntag, A., Große, J. & Koch, S. (2013). *Pause für Angehörige von Menschen mit Demenz.* Bundesministerium für Gesundheit (Hrsg.). Zugriff am 03.12.2015.
http://www.bmg.bund.de/themen/pflege/demenz/zukunftswerkstatt-demenz/uebersicht-projekte/pause.html

Haas, M. & Gehrs, M. (2011). Pflegewissenschaftliche Grundlagen. In Köther, I. (Hrsg.), *Altenpflege* (S. 53-58). Stuttgart, New York: Georg Thieme Verlag.

Hametner, I. (2010). *100 Fragen zum Umgang mit Menschen mit Demenz* (2., akt. Aufl.). Hannover: Schlütersche Verlagsgesellschaft mbH & Co. KG.

Held, C. (2013). Was ist <<gute>> Demenzpflege? Demenz als dissoziatives Erleben- Ein Praxishandbuch für Pflegende (1. Aufl.). Bern: Verlag Hans Huber, Hogrefe AG.

Hohmann, C. (2005). *Frontotemporale Demenz. Anders als Alzheimer.* Pharmazeutische Zeitung online (Hrsg.). Zugriff am 26.01.2016. http://www.pharmazeutische-zeitung.de/index.php?id=241

Höwler, E. (2000). Gerontopsychiatrische Pflege. –Lehr- und Arbeitsbuch für die Altenpflege-. Hagen: Brigitte Kunz Verlag.

Kastner, U & Löbach, R. (2010). *Handbuch Demenz* (2. Aufl.). München: Elsevier GmbH.

Kocs, U. (2011). Pflege und Begleitung von Menschen mit Demenz und psychischen Veränderungen. In Köther, I. (Hrsg.), *Altenpflege* (S. 401). Stuttgart, New York: Georg Thieme Verlag.

Köther, I. (2011). Für eine sichere und fördernde Umgebung sorgen können. In Köther, I. (Hrsg.), *Altenpflege* (S. 376). Stuttgart, New York: Georg Thieme Verlag.

Kurz, A. (o. J.a). Lewy-Body- oder Lewy-Körperchen-Demenz. Deutsche Alzheimer e. V. (Hrsg.). Zugriff am 04.12.2015. https://www.deutsche-alzheimer.de/die-krankheit/andere-demenzformen/lewy-koerper-demenz.html

Kurz, A. (o. J.c). *Vasculäre Demenz.* Deutsche Alzheimer e. V. (Hrsg.). Zugriff am 09.03.2014. http://www.deutsche-alzheimer.de/die-krankheit/andere-demenzformen/vaskulaere-demenz.html

Lind, S. (2003). Demenzkranke Menschen pflegen. Grundlagen, Strategien und Konzepte (1. Aufl.). Bern: Verlag Hans Huber.

Lind, S. (2005). Demenzpflege. Tagesstrukturierung für Demenzkranke. *Die Schwester/ Der Pfleger,12*, 954-957.

Lind, S. (2007). Strukturelemente eines räumlichen Milieus für dementiell erkrankte Menschen. Die Nähe vertrauter Menschen gibt Sicherheit und Stärke. *Pflegezeitschrift, 7*, 367- 369.

Marquardt, G. (2007). Kriterienkatalog demenzfreundliche Architektur. Möglichkeiten zur Unterstützung der räumlichen Orientierung in stationären Altenpflegeeinrichtungen. Berlin: Logos Verlag.

Meleis, A. I. (1999). Pflegetheorie. Gegenstand, Entwicklung und Perspektiven des theoretischen Denkens in der Pflege. Bern: Verlag Hans Huber.

Menche, N., Simon-Jödicke, A. & Keller, C. (2014). Pflege von Menschen mit psychischen Erkrankungen. Milieugestaltung. In Menche, N. (Hrsg.), *Pflege Heute. Lehrbuch für Pflegeberufe* (S. 1303-1304). München: Urban & Fischer Verlag/Elsevier GmbH.

Mollenhauer, B., Förstl, H., Deuschl, G., Storch, A., Oertel, W. & Trenkwalder, C. (2010). *Demenz mit Lewy-Körpern und Parkinson-Krankheit mit Demenz.* aerzteblatt.de (Hrsg.). Zugriff am 26.01.2016. http://www.aerzteblatt.de/archiv/78529

Newton, C. (1997). *Pflege nach Roper, Logan, Tierney.* Freiburg im Breisgau: Lambertus Verlag.

Pantel, J. (o. J.a). *Creutzfeldt Jakob- Krankheit.* Deutsche Alzheimer e.V. (Hrsg.). Zugriff am 08.03.2014. http://www.deutsche-alzheimer.de/die-krankheit/andere-demenzformen/creutzfeldt-jakob-krankheit.html

Pantel, J. (o.J.c). *Demenz bei Morbus Parkinson.* Deutsche Alzheimer e. V. (Hrsg.). Zugriff am 08.03.2014. http://www.deutsche-alzheimer.de/die-krankheit/andere-demenzformen/demenz-bei-morbus-parkinson.html

Pantel, J. (o.J.b). *Korsakow- Syndrom.* Deutsche Alzheimer e. V. (Hrsg.). Zugriff am 08.03.2014. http://www.deutsche-alzheimer.de/die-krankheit/andere-demenzformen/korsakow-syndrom.html

Pfaff, H. (2008). *Pflegebedürftige Heute und in Zukunft.* Statistisches Bundesamt. (Hrsg.). Zugriff am 04.12.2015. https://www.destatis.de/DE/Publikationen/STATmagazin/Soziales/2008_11/2008_11Pflegebeduerftige.html

Planer, K. (2010). Haus- und Wohngemeinschaften. Neue Pflegekonzepte für innovative Versorgungsformen (1. Aufl.). Bern: Verlag Hans Huber, Hogrefe AG.

Popp, I. (2005). Milieutherapie- ein Betreuungskonzept für demenzerkrankte Menschen. *Die Schwester/ Der Pfleger, 4*, 282- 284.

Radzey, B. (2011). My home is my castle. pflegen: Demenz. Zeitschrift für die professionelle Pflege von Personen mit Demenz, 19, 14.

Reggentin, H. & Dettbarn-Reggentin, J. (2013). Einführung. Pflegeoasen. In Reggentin, H. & Dettbarn-Reggentin, J. (Hrsg.), *Die Pflegeoase- entscheiden, aufbauen, optimieren* (S. 10-13). Hannover: Vincentz Network.

Rüsing, D., Herder, K., Müller-Hergl, C. & Riesner, C. (2008). Der Umgang mit Menschen mit Demenz in der (teil)stationären, ambulanten und Akutversorgung. Problematische Situationen, Wissensbedarfe und Selbsteinschätzungen. *Pflege & Gesellschaft, 4,* 314.

Sauter, D. & Needham, I. (2011). Gerontopsychiatrie. Aufgaben der Pflegenden. Lebensqualität und Wohnraumgestaltung. In Sauter, D. , Abderhalden, C., Needham, I. & Wolff, S. (Hrsg.), *Lehrbuch Psychiatrische Pflege* (S. 1151-1152). Bern: Verlag Hans Huber, Hogrefe AG.

Saxl, S. (2012). *De Hogeweyk – Das Alzheimer-Dorf bei Amsterdam.* Deutsche Alzheimer Gesellschaft e. V. (Hrsg.). Zugriff am 06.01.2016. https://www.deutsche-alzheimer.de/unser-service/archiv-alzheimer-info/de-hogeweyk-das-alzheimer-dorf-bei-amsterdam.html

Saxl, S. (2013). *Infoblatt zur Frontotemporalen Demenz auf neuestem Stand.* Deutsche Alzheimer Gesellschaft e. V. (Hrsg.). Zugriff am 04.12.2015. https://www.deutsche-alzheimer.de/ueber-uns/aktuelles/artikelansicht/artikel/infoblatt-zur-frontotemporalen-demenz-auf-neuestem-stand.html

Schaade, G. & Kubny-Lüke, B. (2005). Demenz Alzheimer Erkrankung. Ein Ratgeber für Angehörige und alle, die an Demenz erkrankte Menschen betreuen (1. Aufl.). Idstein: Schulz-Kirchner Verlag.

Schön, J. (2011). Besonderheiten in der direkten Pflege bei Menschen mit Demenz. Segregation versus Integration. In Köther, I. (Hrsg.), *Altenpflege* (S. 294). Stuttgart: Georg Thieme Verlag KG.

Sonntag, K. (2014). Grundlagen: Demenz und Pflegebedürftigkeit. In Sonntag, K. & von Reibnitz, C. (Hrsg.), *Stationäre Versorgungskonzepte,* (S. 79-107). Berlin: Heidelberg: Springer Verlag.

Sonntag, K (2014). Grundlagen: Demenz und Pflegebedürftigkeit. In Sonntag, K. & von Reibnitz, C. (Hrsg.), *Versorgungskonzepte für Menschen mit Demenz,* (S. 7-13). Berlin, Heidelberg: Springer Verlag.

Staack, S. (2004). Milieutherapie. Ein Konzept zur Betreuung dementiell Erkrankter. Hannover: Vincentz Network.

Stechl, E., Steinhagen-Thiessen, E. & Knüvener, C. (2009). *Demenz- mit dem Vergessen leben* (2. überarb. und erw. Aufl). Frankfurt am Main: Mabuse-Verlag GmbH.

Stoppe, G. (2007). *Demenz* (2. Auflage). München, Basel: Ernst Reinhardt, GmbH & Co KG.

Weyerer, S., Schäufele, M., Hendlmeier, I., Kofahl, C., Sattel, H., Jantzen, B., & Schumacher, P. (2004). *Evaluation der besonderen stationären Dementenbetreuung in Hamburg.* Mannheim: Zentralinstitut für Seelische Gesundheit.

Weyerer, S. (2005). *Altersdemenz (Nr.28).* Berlin: Robert Koch Institut.

Zennek, H. U. (2012). Altenpflege in Lernfeldern. 3 in 1 – Pflege, Krankheitslehre, Anatomie und Physiologie (2., akt. Aufl.). Stuttgart: Georg Thieme Verlag.